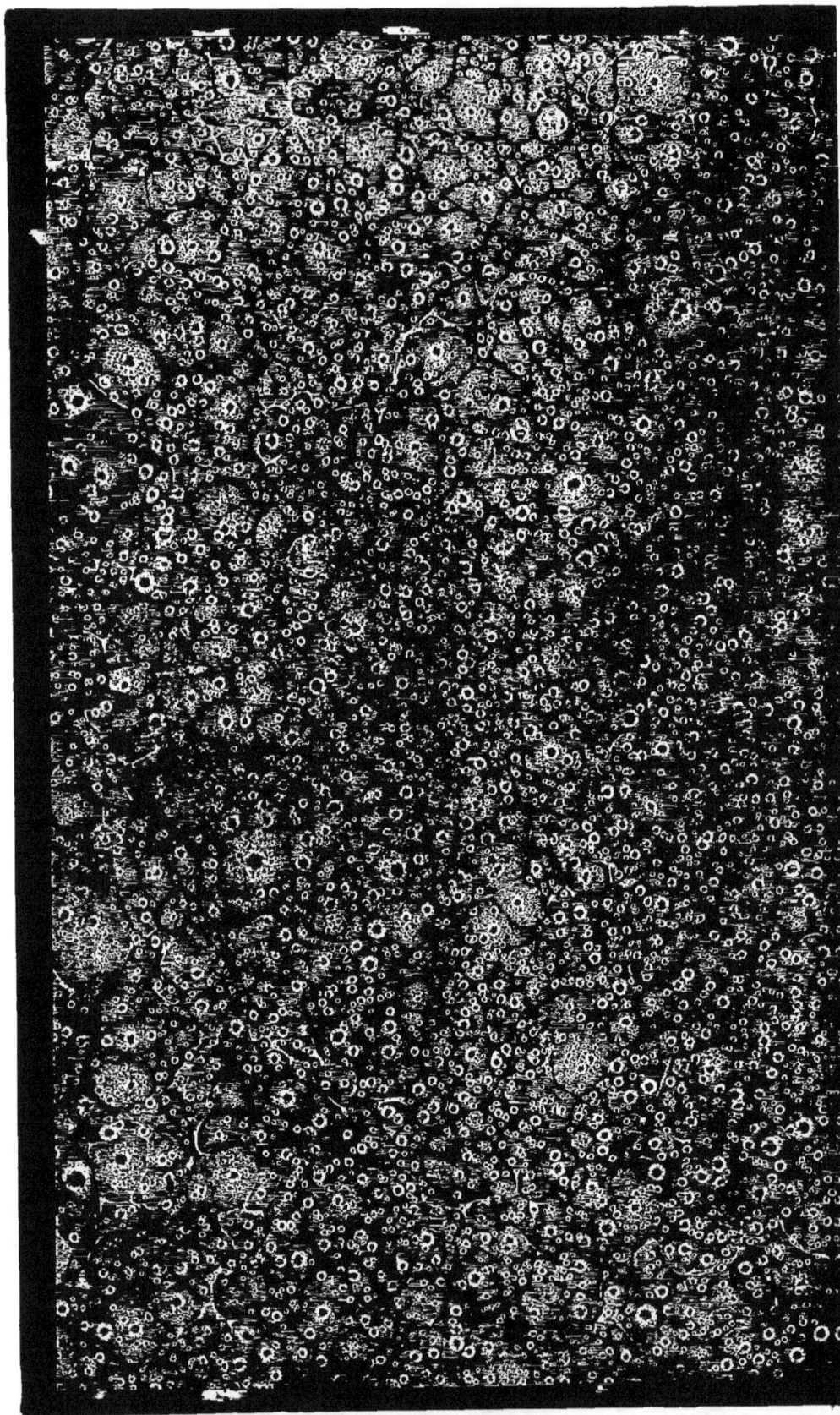

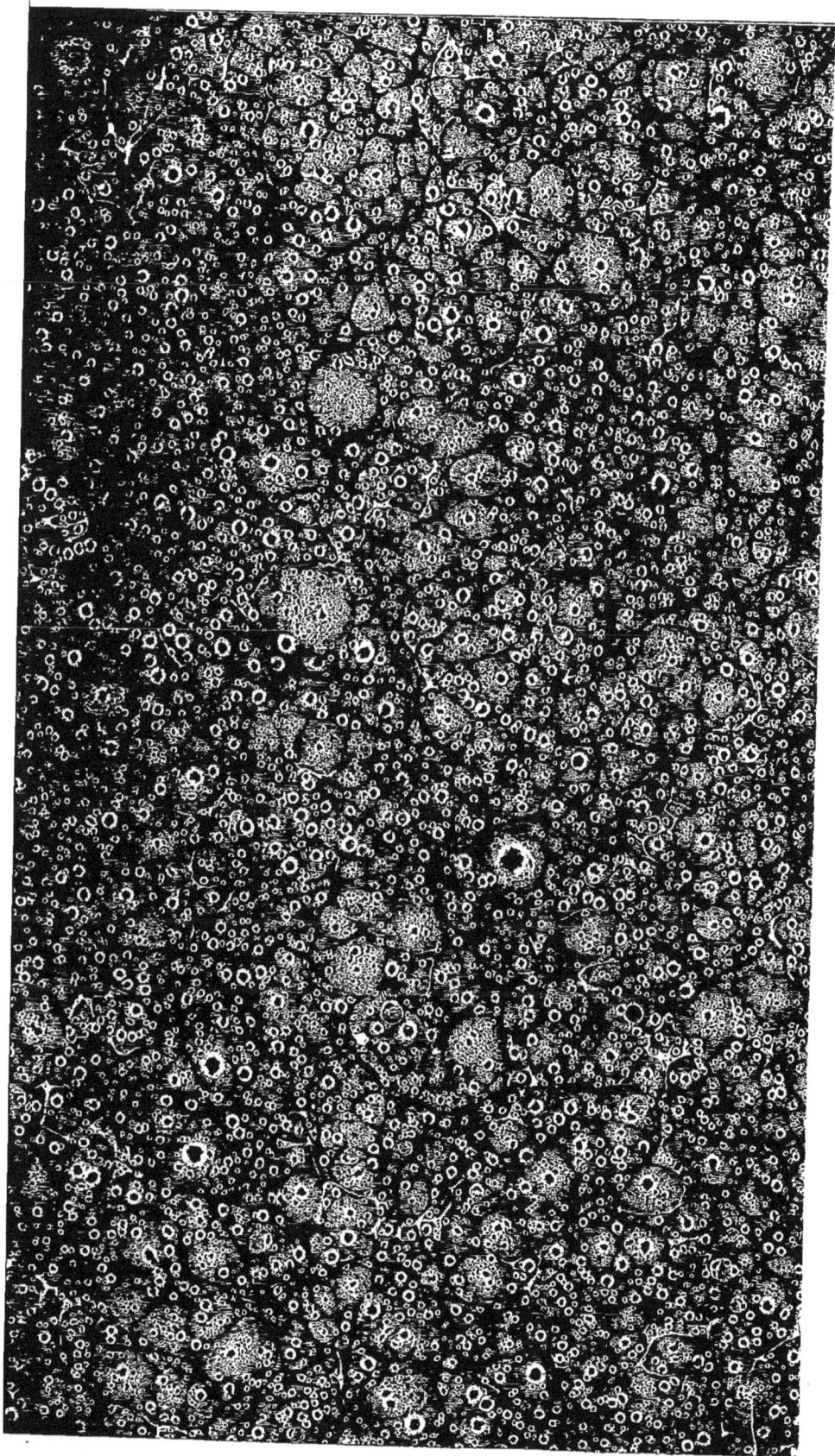

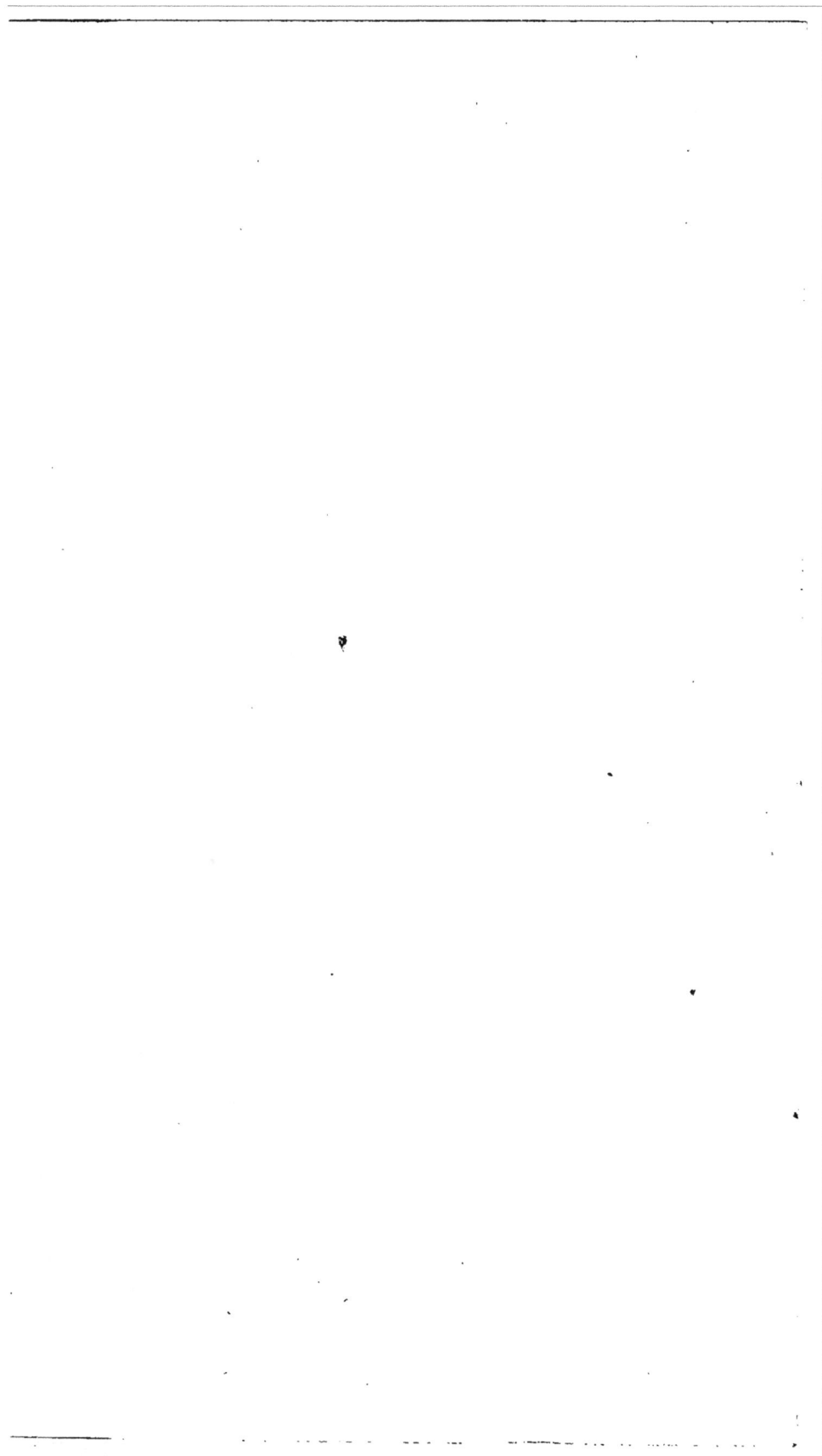

Tg 31
   39

DES

MALADIES CONTAGIEUSES

DES

BÊTES A LAINE.

DES

MALADIES CONTAGIEUSES

DES

BÊTES A LAINE;

OUVRAGE QUI A REMPORTÉ LE PRIX PROPOSÉ PAR LA SOCIÉTÉ
ROYALE D'AGRICULTURE, HISTOIRE NATURELLE ET ARTS
UTILES DE LYON, PRÉCÉDÉ DU RAPPORT FAIT A LA SOCIÉTÉ;

PAR M. DE GASPARIN,

Ancien officier de cavalerie, membre associé des Académies du Gard
et de Bruxelles, de la Société d'Agriculture de Lyon, et de l'Athénée
de Vaucluse.

> Non tam creber agens hyemem, ruit æquore turbo,
> Quàm multæ pecudum pestes........
>
> VIRGILE, *Georg.*, liv. III.

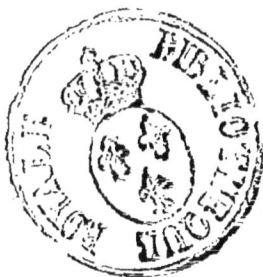

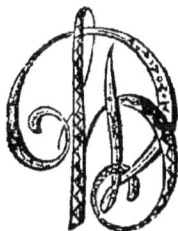

A PARIS,

De l'Imprimerie et dans la Librairie de Madame HUZARD
(née VALLAT LA CHAPELLE),
Rue de l'Éperon-Saint-André-des-Arts, N°. 7.

1821.

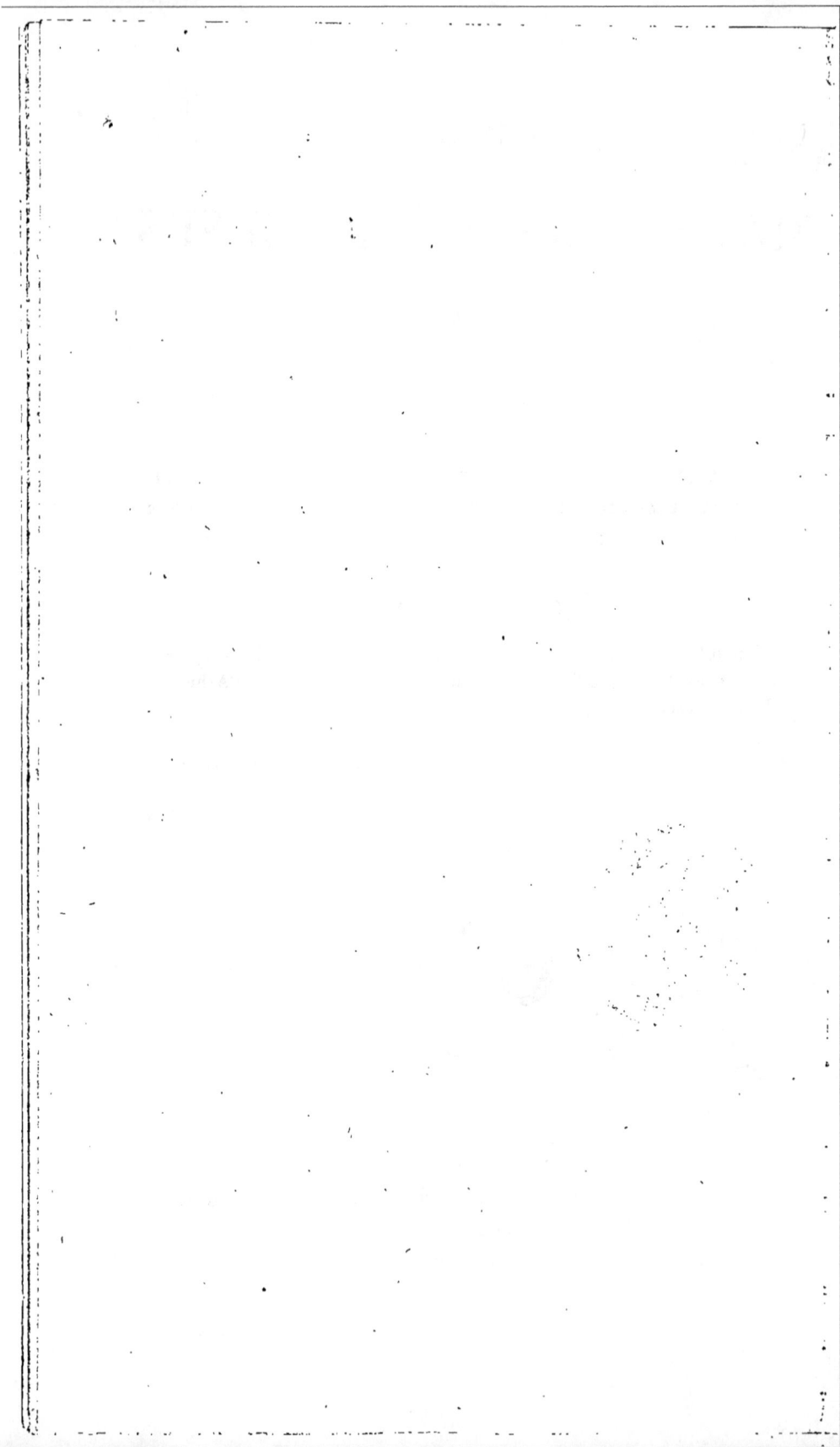

AVANT-PROPOS.

Les progrès de l'agriculture ayant fait sentir par-tout la nécessité d'augmenter le nombre des bestiaux, les bêtes à laine sont devenues la base d'un grand nombre d'exploitations rurales, et ont ainsi commencé à s'attirer une attention particulière, que l'introduction de la race mérinos a contribué à accroître. La médecine de ces animaux, abandonnée aux pâtres les plus grossiers, a dès-lors fixé les regards des vétérinaires; quelques monagraphies intéressantes ont été publiées. Mais quand on se livre sérieusement à l'étude de cette branche de l'art, on ne tarde pas à reconnaître de nombreuses lacunes; on voit aussitôt que les occasions ont manqué à nos savans pour observer et suivre ces animaux, ou que s'ils les ont examinés, c'est en grand, dans les épizooties, et de ce coup d'œil d'ensemble qui néglige les détails.

La Société d'agriculture de Lyon, que ses travaux ont placée à un rang si distingué parmi les sociétés savantes, voulut contribuer par ses encouragemens à la perfection de l'art pastoral. Les maladies contagieuses des bêtes à laine devinrent en 1817 le sujet d'un prix qui devait être distribué en 1818. Plusieurs mémoires lui furent envoyés à cette époque : la Société jugea qu'aucun d'eux n'avait rempli l'objet du programme, mais que plusieurs cependant renfermaient des faits intéressans et des vues utiles, et elle accorda, comme marque d'estime, une médaille d'argent à l'effigie de *Rozier*, à M. *Bertrand des Archis*, docteur en médecine à Romanègne (Saône-et-Loire), et à M. *de Gasparin*; en même temps elle prorogea le concours et doubla la valeur du prix. Voici le programme qu'elle avait publié pour ces deux concours :

« Les sociétés savantes ont appelé plusieurs fois les méditations des médecins sur la nature des maladies contagieuses, et sur leur mode de propagation. Cette question également importante et difficile a exercé la plume d'un grand nombre d'écrivains, qui l'ont considérée presque exclusivement sous le rapport de la médecine de l'homme : leurs ouvrages offrent sans doute des principes applicables à la médecine des animaux, mais ils en contiennent d'autres qui leur sont étrangers. Les concurrens devront puiser dans ces ouvrages avec défiance et discernement, et s'ils ne trouvent pas dans les livres vétérinaires des données suffisantes pour résoudre la question, ils y suppléeront par les résultats de leurs observations et de leur expérience.

» On ne leur demande pas des théories et des systèmes, mais des faits exposés avec simplicité, enchaînés avec méthode, et donnant lieu à des conséquences positives. Si ces faits, étant bien constatés, sont neufs, peu connus; s'ils résultent de la pratique des concurrens, ils auront un grand mérite aux yeux de la société.

» Les concurrens auront à déterminer avec précision les maladies qui règnent dans les troupeaux de bêtes à laine par l'effet d'une contagion, et à les distinguer de celles qui tiennent à l'influence d'une autre cause générale. Ils indiqueront les moyens de s'assurer de l'existence du principe contagieux; ils apprécieront

le degré d'activité que peuvent donner à ce principe les circonstances du climat, de la saison, du
régime, etc. Ils s'attacheront à la recherche de
toutes les voies à la faveur desquelles les différentes contagions pénètrent et se propagent
parmi les bêtes à laine. Leurs ouvrages doivent
enfin renfermer l'exposition des moyens prophylactiques et thérapeutiques les plus efficaces
contre les maladies contagieuses de ces animaux.

» Ils rempliront complétement l'objet du
programme, s'ils répondent d'une manière sa-
tisfaisante aux questions suivantes :

» 1°. Déterminer la nature des différentes maladies contagieuses qui peuvent affecter les bêtes
à laine; donner les moyens de distinguer ces
affections de celles qui, sans être contagieuses,
attaquent simultanément un grand nombre d'a-
nimaux.

» 2°. Faire connaître le mode de développement des maladies contagieuses, et les voies par
lesquelles la contagion pénètre et se propage
dans les troupeaux de bêtes à laine.

» 3°. Exposer les moyens prophylactiques ou
thérapeutiques à mettre en usage lorsqu'un

troupeau est menacé de la contagion, et lorsqu'il en est atteint. »

Un seul mémoire parvint à la Société dans ce nouveau concours, MM. les commissaires chargés de lui en rendre compte conclurent à ce qu'on lui décernât la palme : c'est celui que nous publions aujourd'hui.

Espérons que la Société d'agriculture de Lyon ne s'arrêtera pas dans la carrière, et qu'elle continuera à provoquer de nouveaux concours avantageux à l'art vétérinaire : la célèbre école qui lui fournit des membres si distingués, et qui honore aussi le nom de Lyon, lui en fait un devoir. La médecine vétérinaire lui offre encore une longue carrière à ouvrir aux concurrens : compléter l'histoire des épizooties des bêtes à laine; commencer enfin à tracer parmi nous les premiers linéamens de la pathologie des bêtes à cornes; approfondir celle des porcs, qui n'a été qu'ébauchée; éclaircir les principaux points de l'hippiatrique qui laissent encore des doutes, les propriétés contagieuses de la morve, les maladies du cœur et des gros vaisseaux, le siége de l'ophthalmie périodique; étudier dans les ani-

maux les tissus morbifiques que présente l'autopsie, etc. Tous ces points obscurs éveilleront
sans doute la sollicitude de la Société et devien-
dront l'objet de concours spéciaux, qui accélé-
reront les progrès de l'art vétérinaire et feront
la gloire du corps savant sous les auspices du-
quel il prendra de si grands développemens.

RAPPORT

FAIT

A LA SOCIÉTÉ ROYALE D'AGRICULTURE, HISTOIRE
NATURELLE ET ARTS UTILES

DE LYON,

*Sur un Mémoire relatif aux Maladies contagieuses
des Bêtes à laine, par MM.* Saissy, Terme,
Raynard, Grognier, *et* Janson, *rapporteur.*

(Extrait du *Compte rendu* des Travaux de cette Société, de 1819
à 1820, par M. *L.-F. Grognier,* secrétaire.)

———

Dès l'année 1817, vous aviez appelé les recherches et les
méditations des vétérinaires sur l'une des questions les
plus importantes et les plus difficiles de l'agronomie : il
s'agissait de déterminer la nature et le traitement des maladies contagieuses qui trop souvent ravagent les troupeaux des bêtes à laine. Un seul mémoire vous est parvenu avec cette épigraphe, tirée des Géorgiques :

> Non tam creber, agens hiemem, ruit æquore turbo,
> Quàm multæ pecudum pestes.

Cet ouvrage, dont l'auteur est M. DE GASPARIN, votre
correspondan t à Orange, département de Vaucluse, vous

a paru d'un mérite tellement distingué, que vous lui avez accordé votre grande médaille d'or (1).

Pourrais-je mieux en exposer le mérite que ne l'a fait, au nom de la commission des prix, M. le docteur *Janson*, chirurgien-major de l'hôtel-Dieu?

« Ce mémoire, vous a-t-il dit, est divisé en deux parties : la première a pour objet des considérations générales sur les épizooties et les contagions, la seconde contient la description particulière de ces maladies.

» L'auteur divise les épizooties en quatre espèces, la première est, *par erreur de régime*, la 2e. *par infection*, la 3e. dépend *d'un miasme*, la 4e. *de la contagion*.

» L'épizootie *par erreur de régime* est fréquente chez les ruminans, parce qu'ils manquent de cet instinct par lequel les autres herbivores distinguent les plantes malfaisantes : c'est ainsi que les brebis ne répugnent point à la paille rouillée, aux renoncules, aux adonis, aux euphorbes, à d'autres végétaux caustiques, capables de causer des inflammations intestinales, qui caractérisent ce premier genre d'épizootie.

» L'épizootie *par infection* se communique par l'air, qui introduit des principes délétères dans les voies respiratoires, ou les dépose sur les plantes ; cette infection a pour véhicule nécessaire un air saturé de vapeurs : on sait en effet, d'après les expériences de *Moscati*, répétées depuis peu par *Rigaud-de-l'Ile* aux marais pontins et en Languedoc, que dans les temps où l'air est sec, il peut

---

1) Elle est de la valeur de 600 francs.

être respiré impunément sur les bords des foyers d'infection, qui sont les plus actifs dans les temps humides.

» Dans les contrées où la température est humide et chaude, les effluves infectes causent chez l'homme la fièvre jaune; et selon que les climats sont plus ou moins tempérés, elles déterminent des fièvres : ici, rémittentes ou intermittentes; là, ataxiques ou typhoïdes, et par-tout les individus acclimatés résistent jusqu'à un certain point à l'influence de ces causes morbides; l'une d'elles donne lieu à une diathèse cachectique, d'où résulte la pourriture des bêtes à laine.

» Le corps animal malade devient aussi quelquefois un foyer d'infection, d'où s'échappent des miasmes qui se combinent avec la vapeur humide des voies aériennes et cutanées; mais dans ce cas l'infection ne s'étend qu'à quelques pas du foyer : tandis qu'elle parcourt plusieurs lieux quand elle s'exhale d'un marais.

» On voit par ce qui précède que des maladies causées par des effluves s'étendent et se propagent par les miasmes, et qu'il peut résulter de là une grande confusion dans l'étiologie de ces maladies.

» Le quatrième genre d'épizootie, que l'auteur appelle *par contagion*, est caractérisé par la fixité des matériaux de l'infection; ils ne peuvent produire leurs effets qu'autant qu'ils sont mis en contact immédiat avec la peau et les membranes muqueuses. On les reconnaît sous le nom de virus contagieux, et toutes les maladies qu'ils forment ont pour caractère général la faculté de se communiquer par le contact. Elles présentent trois types bien tranchés, qui en font trois ordres distincts. Les unes sont de courte durée et se terminent spontanément , telle est la variole ; les autres ne présentent aucune gravité à leur début, et ce n'est qu'après un certain laps de temps qu'elles prennent un caractère fâcheux : abandonnées à elles-mêmes, la mort les termine : telles sont le syphilis, la morve et l'hydrophobie. Les troisièmes restent long-temps stationnaires et ne mettent la vie en danger que parce qu'elles donnent lieu à de longues souffrances et à des lésions locales : tels sont le phthiriasis, la gale, le piétain.

» Quoique tous les virus aient la faculté de se reproduire, ils n'ont pas toujours des virus pour origine : c'est ainsi que la morve, la rage, le charbon peuvent se développer spontanément dans un animal et être transmis ensuite, par voie de contagion, à d'autres individus, souvent même d'espèces différentes.

» Selon les rapports sous lesquels on considère le virus, on peut établir plusieurs espèces de contagion.

» Sous celui de la susceptibilité des organes, on voit que les uns ne se communiquent point par la peau recouverte de l'épiderme, tels sont le virus morveux et le syphilitique ; que d'autres n'ont aucun effet sur les membranes muqueuses, et ne paraissent agir que sur la peau, tels sont les virus charbonneux, psorique, variolique.

» Sous le rapport du mode de communication, on a remarqué ce qui suit : le charbon est contagieux pour tous les animaux ; la variole se communique seulement entre quelques espèces ; celle de l'homme ne peut être transmise à aucun animal ; celle de la vache peut l'être à tous ; celle du mouton, à l'homme et à la vache ; le syphilis ne peut se communiquer par voie de contagion à presque tous les animaux; la morve, aux seuls solipèdes; la rage, aux carnassiers, et jamais par les herbivores; enfin, la gale ne passe que difficilement d'une espèce à une autre.

» Toutes ces différences dans les virus en font des êtres tellement distincts, qu'il est difficile de les renfermer dans un seul cadre, et qu'on est réduit à les étudier isolément. Cependant, comme ils ont entre eux des analogies et des différences marquées, on peut en former plusieurs groupes.

» Dans le premier, seraient comprises les affections varioliques et les aphtheuses; les unes et les autres se communiquent par l'inoculation, présentent des symptômes analogues, et ont à-peu-près la même durée et la même terminaison.

» Le second groupe comprendrait la syphilis et la morve, maladies dont la contagion a lieu par les surfaces muqueuses, et qui produisent des phelgmasies, des ulcérations, des engorgemens glandulaires, des tumeurs osseuses, la raideur des articulations, etc.

» Le troisième groupe serait encore plus naturel ; il comprendrait le piétain, le phthiriasis et la gale, maladies qui paraissent causées par un animalcule placé sous la peau.

» Les bêtes à laine communiquent ensemble à l'abreuvoir, au pâturage, aux marchés; on préviendrait, dans les circonstances d'épizooties contagieuses, les suites de cette communication, si on exécutait les dispositions législatives et les réglemens de police relatifs à la séquestration et à l'isolement des bêtes infectées. »

» Les maladies contagieuses ne se communiquant pas,

comme les miasmatiques, par l'air ambiant, les fumigations oxigénées ne produiraient sur elles aucun effet : c'est
sur les corps qui environnent les malades, qu'il faut attaquer les principes contagieux ; et pour le faire avec succès, on lavera tous les bois de l'écurie, d'abord à l'eau
bouillante, ensuite à l'eau de lessive; on emploiera des
acides ou des alcalis étendus; on blanchira les murs à
l'eau de chaux, on renouvellera les pavés, etc.

» Après avoir établi des considérations relatives à tous
les animaux domestiques, M. *de Gasparin* s'occupe de la
physiologie des moutons, et à cet égard il fait observer
que les organes des sens et les sensations présentent, sous
le rapport du développement et de l'activité, des différences remarquables dans les diverses espèces d'animaux.
C'est ainsi que chez les pachydermes et les carnassiers le
sens de l'odorat l'emporte sur les autres, que chez les quadrumanes, c'est celui du goût; chez les oiseaux, celui de la
vue; et dans l'espèce humaine, c'est le tact, qu'on pourrait appeler le sens philosophique par excellence. Pour ce
qui concerne le mouton, on observe que la vue est mauvaise, l'odorat obtus, le goût si imparfait, qu'il ne prévient pas des empoisonnemens ; mais l'ouïe, organe de la
crainte et des affections douces, jouit d'une exquise sensibilité.

» Chez cette espèce faible et timide, tout est disposé
pour empêcher la déperdition de la chaleur naturelle;
c'est au point que le corps d'un mouton, dont le volume
est à-peu-près le tiers de celui d'un homme, dégage,
d'après les expériences de l'auteur, sept fois moins de calorique.

» La faiblesse vitale de cet animal s'explique par la ténuité des colonnes charnues du cœur, la petite quantité de sang renfermé dans l'appareil circulatoire, la légèreté de l'ossature, la débilité des muscles, la froideur, l'imperceptibilité du rut, le développement du foie, des autres organes digestifs, de la peau et du système lymphatique.

» Il résulte de cette idiosyncrasie la fréquence de la pourriture, du claveau, du tournis, des autres maladies qui envahissent les organes dans lesquels la vie est en quelque sorte concentrée. Il en résulte encore que la thérapeutique de ces animaux doit moins consister en médicamens internes, qu'en révulsifs appliqués sur les tissus qui jouissent des propriétés vitales au plus haut degré.

» Si l'on étudiait avec le même soin l'anatomie et la physiologie des autres espèces domestiques, on pourrait démontrer que le siége du plus grand nombre des maladies réside, chez les solipèdes, dans les systèmes bronchique et cellulaire; chez le bœuf, dans les poumons; chez les carnassiers, dans le système sanguin; chez l'espèce humaine, dans le système nerveux.

Enfin, la physiologie pathologique nous ayant appris que, chez les ruminans malades, la rumination étant suspendue, les alimens ordinaires ne sont plus suffisamment imprégnés de salive, et doivent par conséquent être remplacés par une nourriture plus substantielle.

» La seconde partie de l'excellent travail que nous analysons, contient la description particulière des maladies contagieuses des bêtes à laine, et chacun des articles qui composent ces monographies est souvent enrichi de faits

de pratique recueillis par l'auteur; la manière dont il
décrit le charbon est neuve ; elle décèle de grandes connaissances et le génie de l'observation.

» Il est peut-être le premier qui, ayant appliqué à l'art
vétérinaire les nouvelles doctrines médicales, établisse
que les affections charbonneuses sont moins des maladies
particulières que les phénomènes d'une phlegmasie abdo-
minale, d'une véritable *gastro-entérite*, qu'il divise en
quatre espèces.

» La première, qu'il nomme *gastro-entérite sans éruption*, n'est pas contagieuse ; elle n'attaque que les bêtes
jeunes et débiles ; elle ne s'annonce par aucun symptôme
précurseur, et se manifeste par de violentes douleurs né-
phrétiques, par la fièvre, la couleur noire de la langue.
L'animal meurt en quelques heures, et avant qu'on ait
pu lui porter des secours.

» La 2e. espèce est la *gastro-entérite gangréneuse avec
érysipèle* : moins grave que la précédente, elle est rare
dans nos contrées et contagieuse dans les pays chauds ; elle
est désignée, par les auteurs vétérinaires, sous le nom
d'*érysipèle gangréneux proprement dit*.

» La 3e. espèce est la *gastro-entérite gangréneuse, avec
infiltration sous-cutanée* : c'est ce qu'on appelle commu-
nément *charbon blanc* ; maladie qui ne peut être contagieuse que par l'humeur corrosive qui découle des phlyctènes, qui en constituent le principal caractère; elle attaque
la tête du mouton, produit des vertiges, des convulsions,
et souvent la mort dès le deuxième ou troisième jour.

» La variété de cette espèce, à laquelle on a donné le
nom de *pustule maligne*, nous a paru traitée trop super-

ficiellement ; l'auteur n'a pas profité du mémoire de *Thomassin*, sur-tout du beau travail de MM. *Hénaux* et *Chaussier*, et il a passé sous silence cette espèce de pustule maligne non contagieuse, observée et décrite pour la première fois par M. *Baile*.

» La quatrième espèce de charbon est la *gastro-entérite*, *glossanthrax*, qui siége dans la bouche ou sur la langue, s'annonce par des phlyctènes, une fièvre ardente, des douleurs intenses par tous les signes d'une violente inflammation intestinale.

» Il est une maladie contagieuse beaucoup plus fréquente que le charbon parmi les bêtes à laine, c'est le claveau ou variole. L'auteur décrit cette affection avec étendue ; il en détermine le mode d'invasion, les symptômes tant généraux que locaux, la marche et les terminaisons diverses ; il prouve l'identité de ces phénomènes avec ceux de la petite vérole de l'espèce humaine ; il distingue quatre espèces de claveau : le régulier benin, l'inflammatoire, l'irrégulier et le cachectique ; il pense que la maladie ne peut se communiquer qu'au moment de la desquamation, lorsque les croûtes tombent sur les plantes que les moutons pâturent ; il combat l'opinion de ceux qui pensent que le claveau peut se développer spontanément ; il regarde la clavelisation comme le meilleur préservatif, et il indique les cas où il convient de s'en abstenir ; il fait connaître les meilleurs procédés chirurgicaux, et il rejette les vésicatoires comme très-incertains. Ce qu'il dit sur le traitement prophylactique et curatif du claveau paraît très-judicieux et se dérobe à l'analyse.

» La fièvre des moutons, que M. *de Gasparin* appelle

aphthongulaire, est beaucoup moins grave que la précédente, et n'attire l'attention qu'à cause de l'étendue de pays qu'elle envahit quelquefois; elle s'annonce par le développement d'ampoules inflammatoires, d'où s'échappe une humeur âcre, qui corrode les lèvres, l'intérieur de la bouche, des naseaux, et l'interstice des ongles, dont elles causent la chute. L'auteur balance les opinions contradictoires émises sur la propriété contagieuse de cette affection, et il se prononce pour l'affirmative; il pense que son traitement doit être hygiénique plutôt que médical.

» Il trace l'histoire de la gale avec le discernement et l'érudition bien choisie dont il avait donné des preuves dans les autres parties de son ouvrage. En parlant des moyens curatifs, il dit que les uns sont incertains, comme la graisse, le sel marin; d'autres dangereux, tels que les préparations mercurielles, arsenicales, saturnines : préparations qui ont produit quelquefois de grands ravages chez un animal dont le système lymphatique est si développé et joue un si grand rôle. L'auteur, ayant traité un troupeau de mérinos par ces méthodes, guérit toutes les mères et vit périr la plupart des agneaux.

» Enfin les moyens antipsoriques les plus sûrs et les plus économiques lui ont paru être les lotions et les fumigations des plantes stupéfiantes et vireuses, telles que le tabac, l'ellébore, le stramonium, la jusquiame.

» M. *de Gasparin* décrit ensuite le piétain, maladie peu connue des anciens, dont la contagion n'a été constatée que depuis l'introduction des mérinos en France, et le mémoire de M. *Pictet.* Le symptôme apparent de cette maladie est la claudication, et le caractère essentiel un petit abcès apercevable à travers la corne sur la face interne de l'onglon ; elle diffère du panaris ordinaire par la propriété contagieuse, et la cause prochaine qu'on croit être un petit animalcule analogue à la chique américaine, qui, s'attachant au pied des nègres, cause à-peu-près les mêmes ravages ; le traitement le plus efficace de de cette maladie est celui qu'indique M. *Morel de Vindé:* il consiste à instiller dans le dépôt quelques gouttes d'acide nitrique. M. *de Gasparin* a obtenu aussi de bons succès d'une pâte composée d'acétate de cuivre et de vinaigre.

» Les dartres, la teigne n'ont fourni à l'auteur aucune réflexion importante : il considère ces maladies comme peu graves et d'une facile guérison ; il en est de même de la maladie pédiculaire ou *phthiriasis*, que la tonte guérit quelquefois.

» Quant à la rage, comme c'est une maladie qui affecte d'une manière spéciale les carnivores, l'auteur a sans doute pensé qu'elle n'entrait pas dans son sujet, et il n'a consacré que quelques lignes à cette terrible maladie ; il ne s'est pas beaucoup étendu sur la description du muguet des agneaux et de la morve des brebis. On pourrait signaler dans son travail d'autres lacunes ; on y eût désiré un plus grand nombre de faits de pratique, plus de développement dans l'exposé des méthodes de traitement; mais ces défauts sont rachetés par tant de genres de mérite ; on trouve dans l'ouvrage tant de descriptions exactes et sévères, de rapprochemens ingénieux, tant d'érudition bien choisie ; on y suit avec tant de fidélité la véritable méthode philosophique, qui seule peut conduire à la perfection des sciences naturelles ; cet ouvrage enfin offre un mérite de style si remarquable, que la Commission a cru devoir proposer de décerner à l'auteur la palme du concours. »

Cette conclusion ayant été adoptée, le billet joint au mémoire a été ouvert, et il a offert le nom de M. *de Gasparin*, ancien officier de cavalerie, élève de l'École vétérinaire de Lyon, membre de l'Académie du Gard, de l'Athénée de Vaucluse, de la Société de Bruxelles, correspondant de la Société d'agriculture de Lyon.

DES MALADIES

CONTAGIEUSES

DES BÊTES A LAINE.

PREMIÈRE PARTIE.

CONSIDÉRATIONS GÉNÉRALES SUR LES ÉPIZOOTIES ET LES BÊTES A LAINE.

CHAPITRE PREMIER.

Des Épizooties en général.

1. QUELS que soient les maux causés par les maladies qui reconnaissent des causes sporadiques, ils n'approchent nullement des ravages qu'occasionnent les épizooties; et, malgré les longs intervalles qui séparent leurs différentes invasions, on peut dire que le nombre des animaux affectés à-la-fois, l'importance des pertes qui arrivent coup sur coup, l'intervention de l'autorité rendue sou-

vent nécessaire pour l'exécution de mesures sévères que l'on ne peut attendre de la mollesse des
résolutions privées, les sacrifices commandés par
le besoin de borner le rayon du mal, la cherté
des bestiaux qui suit presque toujours ces morta-
lités; enfin la lenteur des remplacemens rendus
difficiles par cette cherté, et qui prive l'agriculture d'engrais; toutes ces causes réunies, en un
mot, portent le désespoir et la misère dans les
pays où se développent ces affections redoutables.
Elles ont fait désirer, à des amis de la prospérité
de leur pays, de voir les épizooties devenir l'objet de nouvelles études, où l'on fît marcher de
front la sévérité de l'analyse que déploient aujourd'hui de toutes parts les sciences physiques,
avec les modifications pratiques que suggère une
étude plus particulière et plus approfondie des
différentes espèces d'animaux.

2. C'est aussi le besoin de cette étude, causé
par les fréquentes épizooties qui, vers le milieu
du siècle dernier, ne cessaient de frapper l'agriculture, qui a créé les Écoles vétérinaires. Effrayés
de l'impuissance de leurs efforts, sur-tout contre
ces terribles affections catarrhales des bêtes à
cornes, qui s'étendent avec tant de rapidité, et
couvrent une si vaste surface de pays de ravage et
de désolation, les médecins qui avaient d'abord

été appelés firent sentir, par l'insuffisance de leur
doctrine, le besoin de créer une nouvelle branche
de la science médicale. L'art vétérinaire naquit :
le zèle suppléa d'abord aux connaissances pratiques; bientôt celles-ci se multiplièrent. Quelques
hommes à talent s'élevèrent parmi ceux qui cul-
tivaient le nouvel art ; à la lumière de leur expérience disparurent tous ces préjugés gothiques ,
tous ces rêves de la vieille maréchallerie , tous ces
secrets des bergers et des maiges qui en faisaient
un art occulte; et l'art vétérinaire, trop long-temps
avili par l'ignorance et le charlatanisme, puis mené
à la lisière par la médecine humaine, dont il em-
pruntait aveuglément ses principes et même ses
formules, finit par devenir adulte, et commença
à avoir ses observations, sa pratique, ses principes
distincts. Dès-lors, son concours est devenu utile
à cette médecine qui l'accueillit à son berceau.
Quelques zélés observateurs continuent à élever
l'édifice : et qui de nous ne serait fier de voir les
médecins éclairés emprunter à leur tour les lu-
mières de notre art naissant, qui lui paye ainsi
les services qu'il en reçut un jour?

3. Mais c'est vers les épizooties que nous devons de nouveau tourner nos regards. L'extinction de ces fléaux a été le but de nos premiers
fondateurs, et nous devons persévérer dans cette

direction. Cherchons donc à bien connaître l'ennemi que nous devons combattre.

4. Une épizootie est une maladie qui attaque à-la-fois un grand nombre d'animaux; la cause ne peut en être qu'une cause générale, agissant simultanément, ou à très-peu d'intervalle, sur les animaux affectés. Une cause générale peut atteindre les deux principales surfaces animales exposées aux atteintes extérieures : les muqueuses du poumon ou du tube intestinal, et la peau.

1re. *Espèce d'épizootie. — Par erreur de régime.*

5. Le tube intestinal peut être affecté par la dose et la nature des alimens, mais principalement par cette dernière; car la première erreur ne peut être bien générale. Mais la nature des alimens peut être la source des plus grands désordres. Ainsi, toute une contrée peut être désolée de gastro-entéritis dans les années où la paille est couverte de rouille. La rouille est un végétal de la famille des champignons (1), qui cause aux animaux un véritable empoisonnement, pareil à celui des grands champignons pour l'homme, avec les différences qui naissent de la moindre dose que l'animal en engloutit, le plus souvent à cause de la petitesse des urédos, et de leur plus ou moins de

_____

(1). *Uredo rubigo vera. Decandolle Suppl.* 623. *d.*

dissémination. M. *Gohier* a décrit une de ces épizooties, d'ailleurs assez communes, dans un mémoire fort intéressant (1), où les fâcheux effets de cette substance sont mis dans le jour le plus satisfaisant. Il est aisé de voir que ce que notre savant professeur appelait alors *marasme,* ne serait plus pour lui qu'un symptôme de gastro-entéritis, si l'on en juge par le résultat de ses ouvertures (2). Enfin, le même auteur a décrit, avec le même soin, une épizootie survenue sur les chevaux qui faisaient usage de foin et d'avoine gâtés et couverts de *byssus* et de *periconia* (moisissures), autres plantes de la famille des champignons. Ces résultats furent encore des gastro-entéritis que l'auteur a signalés sous le nom de *fièvres adynamiques* (3). L'avoine moisie vient de causer la mort de huit chevaux de poste, qui ont

(1) *Mémoire sur les effets des pailles rouillées.* Lyon, 1804. in-8°.

(2) Nous éprouvons souvent, sur nos troupeaux, les ravages de la rouille. Les Romains la connaissaient si bien, qu'ils avaient institué au dieu *Robigo* des fêtes qui avaient lieu chaque année au mois de mai, et qu'ils nommaient *Robigalia.* C'est effectivement dans ce mois que se développe l'*uredo.* (V. *Varro, de Re rusticá; Festus, Pline, etc.*).

(3) *Mémoire sur l'épizootie des chevaux du vingtième de Chasseurs.* Lyon, 1804. in-8°.

succombé au vertige abdominal. Des plantes vénéneuses peuvent aussi être dispersées en plus
ou moins grand nombre sur les pâturages, ou
disséminées dans le fourrage, et l'on sait que les
ruminans ne sont pas très-pourvus de l'instinct qui
porte à distinguer les plantes malfaisantes des
autres. C'est ainsi que l'on voit chaque année,
dans nos pays, des inflammations du tube intestinal causées par la renoncule des champs, les
adonides, les euphorbes et d'autres plantes encore, dont les qualités sont très-vénéneuses, et que
les brebis mangent pourtant volontiers, ainsi que
l'avait déjà observé *Brugnone* (1); enfin, la boisson peut présenter différens degrés de corruption
qui affectent les organes digestifs des animaux;
les exemples en sont nombreux et faciles à citer.

6. Les causes de ce genre d'épizootie sont
quelquefois moins aisées à démêler qu'il ne
semble. Ce n'est souvent que par un long tâton-
nement, et par une pénible analyse, qu'on arrive
à les saisir; mais aussi, quand on y est parvenu,
il est ordinairement facile, avec quelques sacrifices, d'arrêter le cours du désordre, en substi-
tuant de meilleurs alimens à ceux qui sont viciés.
D'ailleurs ce genre d'épizootie est ordinairement

(1) *Instructions vétérinaires.* 1792, in-8°. Tome III.

circonscrit, et borné aux espèces d'animaux qui suivent le même régime, et ses ravages n'approchent nullement de ceux que l'on peut attribuer aux espèces suivantes.

2e. *Espèce d'épizootie. — Par infection.*

7. Les tubes intestinaux et bronchiques peuvent être atteints à-la-fois par une circonstance bien plus fâcheuse ; c'est celle des effluves infectes partant d'un marécage voisin, et se mêlant à l'air humide par lequel elles sont portées jusqu'au fond des poumons, ou déposées par cet air sur les plantes, et transportées ainsi, par la déglutition, jusque dans le canal digestif. C'est dans un traité spécial des maladies d'infection que l'on pourra donner à cette cause tous les développemens que mérite son importance. Il suffit ici d'en démêler et d'en fixer les principaux caractères.

8. Dans la première effervescence que causa la découverte des gaz et de leurs propriétés, les savans furent portés à croire que le plus ou moins de pureté de l'air, que les gaz nuisibles qui s'y trouvaient mélangés, étaient la cause réelle des maladies qui se développent auprès des masses d'eau croupissante. La présence de ces gaz était rendue évidente par les fréquentes inflammations spontanées que l'on observe près des marais, où

les décompositions créent sans cesse des gaz hy-
drogènes carbonés et phosphorés. De nombreuses
épreuves eudiométriques sont venues détruire
cette explication. On a reconnu que, s'il est vrai
qu'à la surface du marais de pareils gaz puissent
se développer, au moins leur présence et leur
influence ne s'étendent pas jusqu'aux lieux frappés
par des effluves infectes; que l'air sec y est presque
toujours d'une pureté aussi grande que dans les
lieux les plus élevés et les plus sains de la terre;
et il a fallu chercher d'autres causes à l'infection.

9. Un premier fait a d'abord été reconnu :
c'est que les maladies n'avaient lieu que sous
l'influence de l'air humide et chaud. Cette vérité
a été prouvée indirectement par l'observation
des saisons et des heures où les effluves sont malfaisantes, savoir : l'été et l'automne, le matin
et le soir. En effet, le voisinage des marais cesse
d'être nuisible dans les temps froids, et il n'a
rien de dangereux quand la rosée s'est dissipée ;
tandis que les circonstances contraires présentent
de grands dangers aux animaux qui y sont exposés. Le fait dont nous parlons a été prouvé
directement par l'expérience, plusieurs savans, et
entre autres MM. *Moscati* (1) et *Rigaud de*

(1) *Compendio di Cognizioni veterinarie.* Milano. 1795.
in-8°.

l'Isle, ayant recueilli la rosée du matin, l'un au milieu des rizières du Piémont, l'autre sur les bords des marais salans du Languedoc, et ce dernier, sur-tout, ayant reconnu combien cette eau, qui paraissait pure, possédait de qualités malfaisantes (1).

10. L'effluve marécageuse se trouve donc entraînée par l'eau en suspension dans l'atmosphère ; en cet état elle peut être aspirée par l'animal quand il respire ; et, lors de la chute de la rosée, l'effluve, se trouvant déposée sur les herbes des pâturages, est engloutie par l'animal, et mise en contact avec son tube intestinal. C'est par ces deux organes que pénètre l'infection, et c'est principalement sur l'estomac. qu'elle paraît porter ses principaux effets délétères , comme le prouvent à-la-fois l'expérience et l'observation. On sait que cette vaste matière ne peut être ici que légèrement indiquée.

11. Dans les pays très-chauds et très-humides à-la-fois, l'effluve infecte paraît produire chez l'homme la peste , la fièvre jaune ; dans les climats plus tempérés, les fièvres ataxiques , *ty-phoïdes* ; dans des pays plus tempérés encore, ou

---

(1) *Biblioth. universelle. Sciences et Arts*. T. V. 1816. Deux mémoires de M. *Rigaud de l'Isle*.

sous l'influence de causes moins actives, les fièvres
rémittentes ou intermittentes. Mais elle exerce aussi
une influence particulière sur les individus acclimatés, et qui, soumis dès long-temps à son action,
ont été soustraits au danger par la force de l'habitude : elle les jette dans un état cachectique
très-connu en Italie , où on désigne les individus
qui en sont atteints, par le nom d'*uomini di
cattiva aria* (hommes du mauvais air). Cette
constitution cachectique ne peut être peinte d'une
manière plus frappante que ne l'a fait M. *Bons-
tetten*, dans son Voyage sur la scène de l'Énéide.
Ces misérables, jaunes , bouffis, sans vigueur,
sans courage, sans espoir, presque sans désir,
mourant à l'âge de trente ans, nous représentent
assez les effets du mauvais air sur une constitution affaiblie de longue main, et n'ayant pas
assez de réaction vitale pour contracter une maladie inflammatoire , mais passant à cet état
chronique où une petite fièvre journalière et à
peine sensible les mine et les conduit au tombeau.

12. Or, je viens de décrire la pourriture des
moutons : bouffissure, décoloration , infiltration,
manque de force , et petite fièvre qui va en diminuant jusqu'à l'extinction totale ; telle est cette
maladie. Le tempérament lymphatique de ces animaux n'est pas susceptible non plus de réagir

contre les propriétés délétères de l'effluve ; ils
prennent tout simplement la cachexie du mauvais
air. Il n'y a pas moyen d'aller ici contre l'observation et l'expérience réunies. Dans les années
malsaines, tout troupeau paissant à la rosée dans
l'enceinte de la *cattiva aria,* prend la pourriture, tandis que la rosée n'est point malfaisante
sur les montagnes. Les brebis auxquelles M. *Rigaud* fit avaler la rosée infecte, contractèrent
aussi très-rapidement la pourriture. Je ne sais
aussi s'il faut attribuer au mauvais air les fréquentes phthisies ou inflammations chroniques
des poumons que l'on observe dans les troupeaux
de la côte de Languedoc; je le présume, et nous
trouverions dans ce nouvel effet l'action de
l'effluve sur les organes respiratoires. Voilà toutes
les maladies que l'on peut attribuer, dans le mouton, à cette seconde cause d'épizootie.

13. L'infection est bien caractérisée par sa li-
mitation précise. L'humidité atmosphérique n'est
saturée d'effluves qu'à une certaine distance du
foyer de l'infection. Cette distance, ordinairement
assez bornée, s'agrandit, par le moyen des vents,
de l'augmentation de l'humidité et de la chaleur.
Aux environs des marais salans du Languedoc,
les circonstances les plus défavorables portent
l'infection jusqu'à un myriamètre et demi; mais

les rideaux de montagne, les arbres, les murs, les étoffes interposées, mettent à l'abri du contact des effluves. Dans le voisinage des marais Pontins, une élévation de deux cent cinquante à trois cents mètres au-dessus du niveau des marais met parfaitement à l'abri (1).

14. Cette détermination précise des lieux, qui fait que cette épizootie est aussi une enzootie; la nature des maladies, qui est pour ainsi dire déterminée, seraient trop frappantes pour être méconnues et pour laisser quelque doute sur la nature de la cause qui les produit, si, dans l'homme et dans les grands ruminans, ces maladies ne participaient aussi à la nature de l'épizootie par miasmes que nous allons décrire, et à laquelle on l'a attribuée fort long-temps, avant qu'une analyse plus exacte eût enfin guidé les médecins vers les justes idées de l'infection. L'observation de la fièvre jaune qui présentait les deux types de l'infection effluvienne et miasmatique a permis de distinguer les effets de l'une et de l'autre, et a prouvé que les maladies qui prenaient leur source dans l'infection, se propageaient ensuite loin du foyer des effluves, par les miasmes émis par le corps malade.

_____

(1) *Rigaud de l'Isle,* mémoires cités.

3ᵉ. *Espèce d'épizootie.* — *Par miasmes.*

15. De même qu'un vaste marais vicie l'air
autour de lui par l'émission de ses effluves, ainsi
le corps animal malade devient, dans certaines
circonstances, un foyer de miasmes, entraînés
dans sa sphère d'activité par l'humidité pulmonaire et transpiratoire. Mais cette sphère ne s'é-
tend qu'à quelques pas de l'animal, et non à
quelques myriamètres, comme cela arrive souvent autour des grands marais.

16. Comme les maladies transmises par l'infection miasmatique sont aussi des maladies des
organes respiratoires et digestifs, de même que
celles produites par l'infection effluvienne, il a
été facile de faire une confusion entre elles; et ce
n'est que dans ces derniers temps qu'on les a bien
démélées. En effet, deux moyens sont donnés à
l'animal pour transmettre à distance les matériaux de son organisation : 1°. l'humidité pulmonaire et transpiratoire exhalée, plus ou moins
chargée des débris viciés des organes malades, et
qui peut être absorbée ou engloutie par un animal sain ; 2°. la salive, également viciée, qui,
étant portée sur les alimens, peut être engloutie par
un animal sain. Or, ces deux moyens sont communs à l'infection effluvienne et miasmatique,

et par conséquent ces deux sortes d'infections doivent porter leurs effets sur les mêmes organes. C'est de part et d'autre les organes respiratoires et digestifs qui sont attaqués ; mais, en outre, les plus violentes des infections effluviennes, comme la peste , la fièvre jaune , la péripneumonie gangreneuse des bêtes à laine , faisant contracter au corps malade la puissance d'engendrer des miasmes , il en résulte qu'une affection qui a son origine dans les effluves , s'étend et se propage par les miasmes , ce qui est une nouvelle cause de confusion.

17. L'infection effluvienne est donc la première source de la production des miasmes; la seconde est l'accumulation des individus malades dans un air qui circule mal, et où leurs exhalaisons, se mêlant à l'atmosphère, contractent apparemment des qualités putrides qui deviennent un véritable poison pour l'animal sain qui les respire. C'est ce que l'on connaît, dans l'espèce humaine , sous le nom de fièvre de *prisons* , *d'hôpital* ; et dans l'espèce bovine, sous le nom impropre de *typhus hungarique*; maladie qui paraît avoir pour cause la plus fréquente l'accumulation des animaux fatigués, la mauvaise nourriture , et les impressions de l'atmosphère , qui leur font contracter des catarrhes pulmonaires et gastriques , qui , par la prédispo-

sition des sujets , passent promptement à la gangrène. On voit figurer très-souvent les bœufs de
Hongrie dans le début de ces épizooties, soit à cause
de la distance qu'ils ont à parcourir dans leurs
voyages, des fatigues qu'ils ont à soutenir, des climats divers qu'ils doivent traverser, soit qu'en effet
ils apportent le germe de la maladie des bords
des marais de la Hongrie, dont on connaît les
effets délétères ; ce qui paraît cependant difficile à
prouver.

18. Le mouton ne paraît pas devoir être étran-
ger à ces effets. *Gilbert Blane* nous rapporte à ce
sujet que, dans la guerre d'Amérique, on voulut
transporter un grand nombre de moutons vivans
au travers de la mer Atlantique : leur accumulation dans le vaisseau les fit tous périr d'une maladie fébrile (1). Voilà bien une espèce de typhus
des bêtes à laine.

Il faut convenir, cependant, que les cas de maladie miasmatique sont très-rares chez les moutons ; que l'on peut bien citer des moutons ayant
contracté des catarrhes gastro-pulmonaires par la
communauté d'herbages ou de logement avec les
bœufs infectés , mais qu'il n'est pas également
certain qu'ils aient acquis la puissance de les com-

(1) *Bibl. Britann. Sciences et Arts.* Tome LV, page 315.

muniquer aux autres animaux de leur espèce.
Cependant, s'il y avait un grand nombre d'animaux malades à-la-fois, il est probable que l'air
vicié pourrait se charger de particules morbifiques:
mais les exemples manquent, et rien ne nous
donne le droit d'établir une contagion à distance
dans les bêtes à laine.

4ᵉ. *Espèce d'épizootie.* — *Par contagion.*

19. Nous avons trouvé jusqu'à présent les matériaux de l'infection d'une nature si volatile,
qu'ils pouvaient être entraînés par l'humidité de
l'air; mais, dans la quatrième espèce d'épizootie,
que nous désignerons par le nom de *contagion*, le
principe vénéneux que l'on connaît sous le nom
de *virus*, manque de cette volatilité, et ne produit ses effets que déposé au contact de la peau ou
des membranes de l'animal sain, soit immédiatement par le rapprochement de l'animal malade,
soit médiatement, quand, ayant été déposé sur un
corps solide, l'animal sain vient s'y frotter ou s'y
appuyer.

20. Ici point de dissolubilité dans l'atmosphère.
Ainsi c'est la partie malade elle-même qui doit être
appliquée; cette partie malade doit donc être exté-
rieure. Ce sont donc en général des maladies de la
peau ou des **membranes** externes qui peuvent être

transmises de la sorte. Il semble donc qu'il devrait rester bien peu de doute sur la nature contagieuse d'une affection. Un animal malade d'une maladie visible, et mis à côté d'un animal sain, qui, par son seul contact, acquiert la même maladie, est un fait qui semble facile à reconnaître ; et cependant le doute plane sur la plupart des contagions : quelques-unes passent pour des maladies sporadiques, et quelques maladies sporadiques sont prises pour des contagions. *Vicq d'Azyr* était allé jusqu'à croire que toute maladie de la peau était contagieuse (1) ; et nous disputons cette qualité à des maladies à qui tous nos devanciers l'avaient accordée. Pour beaucoup de vétérinaires, la morve des chevaux, le piétain des moutons, ne sont pas des maladies contagieuses ; tandis que d'autres étendent cette propriété à la pourriture et à tous les catarrhes.

21. Nous espérons donc vainement de circonscrire exactement les divers genres d'épizootie. Jusqu'à ce jour, leurs caractères n'ont pas été assez étudiés, et peut-être les maladies elles-mêmes portent des caractères de contagion ou de non-contagion, selon les circonstances du climat et les prédispositions. Il n'en est pas moins utile de fixer

(1) *Éloge de Camper.*

2

un type général auquel on puisse ramener tous les faits à mesure qu'ils seront observés. Nous diviserons donc les épizooties en quatre classes :

1°. *Épizootie par erreur de régime,* n'attaquant que les animaux soumis au même régime ; ne sévissant pas sur toutes les espèces, l'homme et les carnivores, par exemple, en étant exempts quand les herbivores y sont sujets ; attaquant de préférence certain âge, certain tempérament ; cessant par le transport des animaux dans un autre site, ou par le changement de régime; affectant la forme enzootique, quoiqu'il soit facile de la distinguer des véritables enzooties, en observant les animaux qui suivent sur les mêmes lieux un régime différent, et qui en sont exempts. Ainsi, dans l'épizootie du *Lyonnais,* en 1781, décrite par M. *Bredin* père (1), tous les animaux nourris au sec dans les étables et écuries étaient exempts du charbon, qui sévissait sur les animaux dans les pâturages.

2°. *Épizootie par infection,* enzootique; attaquant les animaux soumis à l'influence de l'air humide d'une contrée marécageuse; bornée à cette contrée; n'épargnant aucun animal soumis à cette influence, sans distinction d'espèce, d'âge et de

_____

(1) *Instructions vétérinaires.* 1790. Tome I.

tempérament, et sévissant particulièrement en été et en automne.

3°. *Épizootie miasmatique*, affectant tous les animaux d'une même espèce qui s'approchent des malades ; point de forme enzootique ; se répandant au loin par le déplacement des animaux malades, ou par le transport de leurs miasmes attachés aux corps environnans ; préservation constante par la séquestration ; maladies internes.

C'est cette espèce que l'on confond le moins avec les autres ; d'ailleurs, c'est la plus cruelle, et celle qui, par la multiplicité des expériences fatales, laisse le moins de doute sur sa nature.

4°. *Épizootie par contagion*, affectant les animaux d'une même espèce qui touchent les malades ; point de forme enzootique ; se répandant par le déplacement des animaux affectés et par le virus attaché aux corps environnans ; maladies de la peau et des membranes externes ; maladie interne seulement dans le cas où il y a eu plaie (rage canine).

Cette quatrième espèce devant faire le sujet de cet ouvrage, nous allons l'examiner plus en détail dans le chapitre suivant.

CHAPITRE II.

De la Contagion.

22. En formant un groupe des maladies contagieuses, nous ne prétendons pas qu'il soit naturel.
Nous savons assez la différence qui sépare les
diverses affections qui lé forment, et que la plupart d'entre elles n'ont qu'un seul caractère qui
leur soit commun : la faculté de se communiquer
au contact. Mais cette faculté a une telle influence
sur la pratique, elle modifie tellement et l'idée
que l'on peut se former de l'importance de ces
maladies, et la conduite à tenir dans leur traitement prophylactique et curatif, qu'il est utile
de les considérer sous ce point de vue avant de
tracer leur histoire particulière.

23. Les maladies contagieuses présentent trois
types bien tranchés, qui les divisent en trois
ordres : 1°. les unes sont courtes et se terminent
spontanément, après une crise plus ou moins
forte, qui se manifeste dès le début, ou par la
guérison ou par la mort de l'individu : telle est
la *variole*, peut-être quelques variétés du *charbon*, et la *maladie aphtheuse*. 2°. Les autres ne

présentent point d'apparence de mal à leur invasion. Ce n'est qu'au bout de quelque temps que la contagion se manifeste; et alors elle occasionne une maladie dont les symptômes vont en s'aggravant, et qui finit par tuer l'animal, si elle n'est pas convenablement traitée : telles sont la *syphilis*, la *morve*, la *rage*. 3°. Les dernières, enfin, manifestent des symptômes qui restent stationnaires, ne prennent aucun caractère de gravité en eux-mêmes, et ne mettent la vie de l'animal en péril que par les souffrances, les déperditions ou les lésions locales qu'elles occasionnent. Elles ne guérissent ordinairement pas spontanément, et sont susceptibles de se prolonger indéfiniment sur le même sujet, même sans causer sa mort dans le plus grand nombre de cas : telles sont la *phthiriase*, la *gale*, le *piétain*.

24. On sent assez combien les principes virulens, qui occasionnent ces trois genres de contagion, doivent différer entre eux; ils diffèrent aussi des stimulus ordinaires qui ne reproduisent pas un stimulus pareil, tandis que les virus ont pour qualité spéciale de multiplier exactement le même genre d'irritation, et de propager une maladie absolument identique. Ainsi, l'application de l'ammoniaque sur une partie occasionne un phlegmon, qui produit un pus absolument destitué de

toute propriété contagieuse; mais la variole produit un virus qui reproduit, à son tour, la variole
sur l'animal sain. Ce caractère essentiel des virus
est une des données les plus intéressantes du problème si obscur de la contagion.

25. Mais quoiqu'un virus se reproduise ainsi
lui-même, il n'a pas cependant toujours pour
origine première le même virus. Il se développe
dans plusieurs cas sur un sujet qui le transmet
ensuite aux autres animaux Ceci se vérifie sur
la morve, la rage, le charbon; et, s'il est douteux
qu'il en arrive ainsi dans les autres maladies; si,
par exemple, la syphilis est toujours communiquée, il n'en est pas moins certain que les contagions ne doivent pas toutes leur origine aux virus,
et qu'ainsi le charbon naît souvent des mauvaises
qualités des *ingesta*, qui causent des inflammations gastriques et intestinales; la morve, d'un
coryza ou d'un catharrhe bronchique prolongé sous
certaines circonstances qui le rendent chronique;
la rage, de circonstances encore mal appréciées,
mais très-distinctes de la contagion; la vaccine,
probablement du contact du pus irritant des eaux
aux jambes du cheval avec les mamelons de la
vache.

26. Tous les organes du corps animal ne sont
pas non plus susceptibles de la contagion de tous

les virus; ce qui introduit aussi une grande différence dans leur mode d'action respectif : ainsi,
les virus syphilitique, rabien, morveux, ne se
communiquent pas par la peau recouverte de l'é-
piderme, tandis que c'est la voie par laquelle
pénètrent les virus charbonneux, variolique, psorique. Les virus psorique et du piétain n'ont
aucun effet sur les membranes de l'estomac, et
paraissent pouvoir être engloutis sans communiquer de contagion (1), tandis que le charbon, la
morve, la rage, paraissent s'introduire par la déglutition (2). Le virus rabien a son principal

_____

(1) Le virus psorique semblerait cependant offrir une
exception dans l'histoire des animaux de la Ménagerie
morts d'un virus qu'on appelle psorique, après avoir été
nourris long-temps de chevaux morts de la gale, du farcin
et de la morve, à l'École royale vétérinaire d'Alfort. Il ne
paraît pas cependant que ces animaux aient eu la gale
proprement dite, mais seulement quelque exanthème, provenant d'un effet sympathique des organes digestifs saturés
d'une nourriture de mauvaise qualité sur la peau. S'il
en était ainsi, la différence serait totale, et le principe
énoncé serait confirmé par cet exemple. *Voyez,* dans les
Instructions vétérinaires, 1794, tome V, le mémoire de
M. *Huzard,* intitulé : *De la péripneumonie chronique des
vaches laitières.*

(2) Voyez-en divers exemples. *Gohier, Mémoires
vétérinaires,* tome II, p. 177 *et suiv.*

effet mis en contact avec le sang, qui ne transmet ni la morve, ni la gale, ni le piétain, ni
probablement la variole.

27. Si on les considère dans leurs effets, les
virus ne diffèrent pas moins entre eux que dans
leur mode de reproduction : les uns semblent
s'étendre à tout un système d'organes, dès qu'ils
ont été mis en contact avec un point de ce système, comme un ferment, dont un seul morceau
mêlé à une masse de pâte communique à toute
la masse le mouvement de fermentation. C'est
ainsi qu'agissent les virus variolique, syphilitique,
morveux. D'autres excitent une vive inflammation à la partie contagiée, et agissent sympathiquement en irritant les autres systèmes d'organes, comme le charbon, la maladie aphtheuse ;
ceux-ci n'agissent qu'à la manière de violens irritans. D'autres encore ne semblent agir aucune-
ment sur le système qui les a reçus, mais semblent
porter toute leur action sur un système différent,
comme le virus rabien qui, porté dans le sang ,
ne semble avoir d'effet que sur les nerfs ; enfin,
d'autres se bornent à l'organe qui leur est propre,
et s'y étendent, avec plus ou moins de rapidité,
à la manière de colonies, comme dans la gale et la
phthiriase, ou s'y pratiquent des nids qu'ils aban-
donnent ensuite à la manière des gallinsectes, et

c'est ce que nous observons dans le piétain ; ces comparaisons ne manquent pas de justesse, si nous ajoutons qu'il s'agit ici de virus animés.

28. Les virus diffèrent aussi par leur facilité à se communiquer d'une espèce d'animal à une autre. Comme toutes les affections gangreneuses, le charbon se communique d'une espèce à une autre , soit par le contact, soit par les piqûres , soit par la déglutition si elle n'a pas été précédée d'une coction convenable, et quelquefois malgré la coction. La variole n'admet pas la même réciprocité, et semble avoir des propriétés plus spécifiques. Celle des vaches se communique à presque tous les animaux, sur-tout dans leur jeune âge (1), quoiqu'avec des effets bien différens ; mais celle de l'homme ne se communique à aucun animal (2) ; celle des moutons se communique à l'homme , quoique difficilement, et point aux vaches (3), et avec facilité aux lapins et aux dindons. On assure avoir vu la variole de ces derniers se communiquer aux moutons ; mais le fait n'est pas certain.

(1) *Sacco, Traité de Vaccination*, chap. XII ; — *Bibl. Britan. Sciences.* T. XX, p. 218 ; — T. XXI, p. 317.

(2) *Sacco*; — *Gohier, Expériences sur la Vaccination*, p. 83.

(3) *Sacco*, chap. IX. — *Bibl. Britan. Agricult.* T. VIII, p. 117.

La syphilis paraît se communiquer à toutes les espèces d'animaux : nous savons avec quelle fréquence on la retrouve dans l'espèce *chien*. La contagion de la morve est souvent faible, même pour les chevaux, et paraît ne se communiquer qu'entre les solipèdes (1). La rage se communique à tous les animaux par les morsures des carnivores; les herbivores ne la communiquent pas par leurs morsures, mais par leur chair qui donne la rage canine aux carnivores qui en mangent (2). La phthiriase et la gale paraissent ne pouvoir se communiquer qu'avec difficulté d'une espèce à l'autre; telle est, au moins, l'opinion de MM. *Galès* (3), *Fournier* (4), *Huzard* (5); tandis que, d'après d'autres auteurs qui, peut-être, n'avaient pas soumis leurs opinions au creuset de l'expérience, la gale se communiquerait du chien aux autres espèces, et de l'homme aux herbivores, mais ne se communiquerait ni des herbivores à l'homme, ni entre les espèces différentes d'herbivores (6). Enfin, le piétain paraîtrait se com-

(1) *Vitet, Médec. vétér.* T. II, p. 820.
(2) *Gohier, Mémoires cités*, tome II, p. 177 *et suiv.*
(3) *Mém. sur les Fumigations sulfureuses.*
(4) *Dict. des Sciences médicales,* art. *Gale,* p. 204.
(5) *Ibid.*
(6) *Chabert, de la Gale et des Dartres,* p. 14, 24.

muniquer à un grand nombre d'espèces d'animaux, au mouton, au chien, au cochon, aux poules, etc. Toutes ces différences spécifiques des virus en font tellement des êtres séparés, que, dès qu'on veut les classer, on sent la difficulté d'en former des associations naturelles, et que, jusqu'à ce qu'on les connaisse mieux, et qu'on ait pénétré leur essence intime, on échouera probablement à les grouper méthodiquement, et l'on devra se borner à les étudier individuellement.

29. Cependant, en considérant les groupes que nous avons formés au commencement de ce chapitre, et sans prétendre accorder aux affections qui les composent plus de rapports qu'elles n'en ont en effet, on ne peut se défendre d'y trouver des rapprochemens frappans. Dans le premier, le charbon et la variole se trouvent rapprochés mal-à-propos; mais aussi le charbon est bien plus une épizootie de régime qu'une contagion, et ses propriétés contagieuses ne sont qu'un cas fort borné de son histoire. Mais les rapprochemens entre la variole et la maladie aphtheuse sont très-nombreux; l'inoculation de la dernière paraît produire sur les vaches une maladie fort ressemblante à la vaccine (1); les animaux qui

_____

(1) *Valois*, dans les *Annales d'Agric.* T. XLII, p. 383.

ont éprouvé cette maladie ne sont plus susceptibles de la reprendre, comme ceux qui ont eu
la variole ne l'éprouvent pas d'ordinaire une seconde fois (1). La maladie a un cours régulier
comme la variole, et consiste en éruptions pustu-
laires comme elle.

30. Dans le second groupe nous trouvons les
plus grands rapports entre la syphilis et la morve:
contagion par les muqueuses, symptômes catar-
rhaux, ulcères; affection générale du système glan-
dulaire; roideur articulaire. Mais la rage devrait
faire un groupe à part, n'ayant de commun, avec
les deux autres maladies, que le caractère très-
artificiel de la terminaison toujours fatale.

31. Le troisième groupe est plus concordant;
le piétain, cependant, cause des désordres plus
graves, et qui ont des suites plus apparentes par
la nature et la sensibilité des fibres du pied où il
a son siége; mais, ce qui est très-remarquable,
c'est que la phthiriase et la gale sont causés par des
animalcules au lieu de virus, et que l'on soupçonne fortement le piétain de tenir à la même

---

(1) *Rapport des travaux de l'École vétérinaire de Lyon*,
pour 1811, dans le tome LI des *Annales d'Agric.*, p. 61;
et *Mémoire sur l'épizootie de Lyon, en* 1814, *par Gohier*,
page 1, note 3, et ailleurs.

cause(1). Ainsi, nous aurions véritablement ici un groupe naturel et tellement séparé des autres que l'on devrait se servir du nom d'*animalcule conta-gieux* au lieu de celui de *virus*, qui ne convient ni aux poux, ni aux acares, ni à l'animalcule pro-blématique du piétain.

32. Ce que nous avons dit des différens virus contagieux nous indique assez les mesures que l'on doit prendre pour en empêcher la commu-nication : d'abord, elle n'est dangereuse entre espèces différentes, que pour le charbon et la rage. Dans la variole, il faut séquestrer les uns des autres par précaution, les dindons et les moutons affectés; on doit aussi séparer les moutons affectés du piétain, des cochons, des chiens et des poules. Quant aux animaux de la même espèce, on doit séparer sévèrement ceux qui sont malades de ceux qui sont sains. Cette séquestration est, pour chaque propriétaire, l'objet de ses sollici-tudes pour les animaux qui lui appartiennent ; mais elle est celui de l'administrateur entre les animaux de propriétaires différens, et elle a fixé, à plusieurs reprises, l'attention du législateur.

33. Pour ce qui regarde en particulier les bêtes

(1) *De Vindé. Spécifique aussi rapide qu'infaillible pour la guérison du piétain des moutons.* Paris, 1812, in-8°.

à laine, elles sont susceptibles de communiquer
en allant à l'abreuvoir, au pâturage, sur les marchés; l'administration doit donc : 1°. ordonner
l'isolement complet des animaux infectés de l'une
des maladies contagieuses, et défendre, sous des
peines sévères, de sortir d'une enceinte fixée par
le propriétaire lui-même sur son propre terrain,
et ne communiquant pas immédiatement à la voie
publique, ou, par le maire et son conseil, sur le
terrain communal; 2°. indiquer un abreuvoir séparé pour le troupeau infecté; 3°. défendre, sous
peine de confiscation et d'amende, de conduire
des bêtes infectées aux marchés; et 4°. ordonner la
rédhibition, pendant huit jours, de toute bête infectée d'une maladie contagieuse. Le Code pénal
favorise ces mesures en ordonnant une déclaration
au maire, de la maladie contagieuse, de la part
du propriétaire, et la séquestration provisoire
(Art. 159), sous peine de la prison et de l'amende
(Art. 459); les mêmes peines aggravées pour la
communication après la défense du maire (Art.
460); aggravées encore dans le cas où le troupeau
infecté aurait communiqué la contagion (Art. 461).
Il doit être également défendu de faire voyager les
animaux affectés de contagion. Quant à la rédhibition, que nous regardons également comme essentielle, elle est nulle, pour les bêtes à laine, dans

la plupart des pays; mais on concevra facilement
que, bornée à huit jours, elle est un moyen sûr
d'éloigner des marchés toutes les bêtes suspectes.
La difficulté de les reconnaître quand elles ne
sont pas fraîchement marquées, est la principale
que l'on peut objecter contre cette mesure. Je la
fixe à huit jours, parce que, dans la plupart des
pays, c'est l'intervalle qu'il y a entre deux marchés.
Ces précautions, mises rigoureusement en pratique dans le cas de grandes épizooties, ne sont
presque jamais exécutées dans ceux des contagions
ordinaires; et il ne faut pas se dissimuler que la
principale cause de cette négligence est sur-tout
la peine d'emprisonnement qui accompagne les
amendes. Ces dernières peuvent, d'ailleurs, être
portées à un taux qui rende l'emprisonnement au
moins superflu pour faire respecter les défenses.
Il est donc à désirer que la peine afflictive soit
retranchée des dispositions du Code Pénal, et que
l'on rappelle les maires et les commissaires de
police à leur exécution stricte et sévère.

34. Les virus étant fixes et ne pouvant pas
être suspendus dans l'air, ou au moins ne pouvant
l'être qu'au moyen d'un courant d'air, et pour un
temps fort limité, il est inutile, après les contagions, d'employer les fumigations acides qui rendent de si grands services dans les infections

miasmatiques; et les soins du vétérinaire doivent se porter sur les moyens de détruire les principes virulens attachés aux corps qui environnent l'animal, c'est-à-dire les murs, les pavés, les mangeoires. On a donc été conduit à examiner les moyens à employer pour détruire l'activité du virus; ils paraissent tous neutralisés par l'eau bouillante et par le contact des acides et des alcalis caustiques. Ainsi, le lavage à l'eau bouillante des bois, l'application successive, à ces bois, de l'eau de lessive ou de vinaigre fort, ou d'acide sulfurique allongé d'eau ; l'application de lait de chaux sur les murs, le nettoiement complet des pavés, que l'on abreuve aussi d'eau de chaux récente, me paraissent être les moyens de désinfection à employer dans tous les cas de contagion.

CHAPITRE III.

Essai d'une physiologie comparative des bêtes à laine.

35. Quand on considère attentivement la race des bestiaux qui remplissent encore la plupart de nos fermes, on cesse de s'étonner du peu de soin dont ils ont été l'objet pendant de si longues années. L'agriculture d'un pays se peint toute entière dans les races d'animaux qui y sont en-

tretenues. Là où elle est opulente, on choisit de belles races qui consomment davantage et reproduisent plus qu'elles ne consomment; mais là où elle est pauvre, on n'a rien à donner aux animaux, et il faut que de chétives races y cherchent à l'aventure une maigre nourriture. Or, on ne doit pas se dissimuler l'état d'indigence où se trouvait presque par-tout l'art qui nourrit les autres. Plusieurs causes déprimantes, que je n'énumérerai pas, le maintenaient au-dessous du rang que la nature de notre sol et le génie de la nation devaient lui assigner. Des jours plus favorables ont lui pour l'agriculture; de toutes parts on s'est élancé vers les améliorations, et en peu d'années elles ont été sensibles : l'introduction des belles races les a accompagnées, et le mérinos, en paraissant en France, a provoqué, par son haut prix et par ses avantages, les soins des agriculteurs et des vétérinaires. Dès-lors tout a changé : le mouton a cessé d'être abandonné à la routine des bergers, et la carrière ouverte par *Daubenton* et *Tessier* a été parcourue par plusieurs hommes habiles. On a beaucoup fait pour l'amélioration de cette espèce; mais on n'en est pas moins réduit à glaner les faits çà et là, quand de riches moissons d'observations attendent encore les hommes studieux et attentifs.

3

55. Le mouton fait partie de l'ordre des ruminans, bien séparé du reste des mammifères
par l'appareil singulier et compliqué de la digestion. Aussi, la première observation qui se présente doit-elle porter sur cette singulière complication des organes élémentaires et communs,
si on les compare aux organes sensitifs qui caractérisent la vie animale ; c'est ce que tout examen
ultérieur va confirmer. D'abord, le système nerveux est peu développé ; le cerveau du mouton
est seulement la deux cent cinquantième partie
de sa masse, tandis qu'elle en est la vingt-cin-
quième partie chez l'homme. Mais, cette proportion, quoique faible, ne serait pas encore très-
défavorable, comparativement à d'autres animaux
plus intelligens, si l'excessive langueur de tous
les autres systèmes ne paraissait encore affaiblir
l'action de celui-ci. Tous les faits de son histoire
tendent à confirmer ce premier jugement. En
effet, point d'animal moins sujet aux maladies
spasmodiques, et qui en montre moins de symptômes, même après les opérations chirurgicales
les plus graves. Son intelligence paraît aussi très-
bornée ; on sait qu'il lui faut un chef pour le
guider, et qu'il reste exposé aux vents, à la pluie,
aux intempéries de toute espèce, s'il n'en a pas ;
il ne sait ni se soustraire au danger, ni chercher

sa nourriture, ni même, le plus souvent, la choisir.

36. L'anatomie comparée possède encore trop peu de données précises sur les organes des sens, pour que nous puissions nous en servir utilement dans l'application de leur force comparative; il faudra donc recourir entièrement à des jugemens empiriques, et toujours plus ou moins vagues, faute de résultats plus positifs. Ainsi, si nous examinons séparément les divers organes des sens, nous trouverons qu'une laine épaisse et la forme de ses sabots rendent le mouton peu habile aux impressions du toucher; que sa vue ne paraît pas très-parfaite, si l'on considère la facilité avec laquelle il s'égare du troupeau, et la peine qu'il a de le rejoindre, quoique s'en trouvant à portée d'une vue ordinaire d'homme; que son odorat est plus développé, si l'on en juge au moins par les mouvemens que l'approche du loup occasionne dans un troupeau, et par la grande étendue de ses fosses nasales; que son ouïe est excellente, puisque c'est par des cris répétés qu'ils se rallient; que le moindre mouvement, aux environs d'une bergerie, imprime un mouvement de crainte et d'attention à tout le troupeau. Je soupçonne même que c'est ce sens, plutôt que l'odorat, qui agit à l'approche des loups; que son goût n'est pas très-

3 *

délicat, et que la facilité avec laquelle il s'empoisonne souvent en est une preuve évidente; que l'ouïe, qui est le sens de la crainte et des affections douces, est donc l'organe le plus développé chez lui. Je pense qu'il en est de même de la plupart des ruminans et des rongeurs, tandis que l'odorat est si développé chez les pachydermes et les carnassiers; le goût chez les quadrumanes, la vue chez les oiseaux, et le tact, le sens philosophique par excellence, chez l'homme.

37. Un des faits les plus remarquables en histoire naturelle, c'est sans doute la température presque uniforme de 40 degrés centigrades de tous les animaux mammifères; quantité peu variable dans les différentes températures. Cette température ne dépend pas cependant de ce que la production du calorique soit la même chez tous les animaux, mais de ce que sa dépense est chez tous en raison directe de sa production. On n'a encore que des systèmes sur la cause de la production de la chaleur animale; seulement, on sait bien aujourd'hui qu'elle n'est produite par la respiration qu'avec le concours de l'appareil nerveux (1). Le mouton est supérieurement organisé pour la conservation de sa chaleur naturelle; sa

(1) *Brodies. Trans. Philos.* 1811 et 1812; 2 *mémoires.*

laine épaisse et tassée, qui est un des corps les
moins bons conducteurs, le suint qui imprègne sa
peau, sont autant d'obstacles à une déperdition
qui serait mal remplacée. Des expériences directes
qui nous appartiennent, qui ont besoin sans doute
d'être répétées, mais qui ne peuvent pas beaucoup nous égarer, nous donneraient 102,72 déci-
mètres cubes, pour la quantité de gaz oxigène
absorbé par un mouton de 50 livres environ de
poids, pendant vingt-quatre heures : ce qui produit 102,72 de gaz acide carbonique, qui contiennent 51 grammes de charbon, capables de
fondre, par leur combustion, 5,5 kilogrammes
de glace. L'homme est susceptible d'en fondre
38,18 kilogrammes (1) ; ainsi, la chaleur dégagée
par le mouton serait environ la septième partie
de celle du corps d'un homme, tandis que son
poids n'en est qu'environ le tiers.

38. Les considérations précédentes ne sont pas
inutiles pour nous faire apprécier la vitalité du
mouton. Un de nos plus célèbres naturalistes a re-
gardé, avec raison, la *quantité de chaleur naturelle
propre à chacune des classes, comme un indice tout-
à-fait proportionné à leurs qualités* (2). Aussi dit-

(1) *Thenard.* 1re. *édit.* T. III, p. 526.

(2) *Cuvier. Anatomie comparée.* T. IV, p. 172.

il que « le résultat définitif de la respiration est
» toujours par rapport à la fibre, à sa force pour
» tous les mouvemens qu'elle peut produire, et
» à l'histoire des rapports qu'on observe dans les
» divers animaux, entre les quantités de leur
» respiration et l'énergie de leur force motrice,
» une des plus belles démonstrations que l'ana-
» tomie comparée puisse fournir à une théorie
» physiologique, en même temps qu'elle est une
» des plus belles applications de cette anatomie
» comparée à l'histoire naturelle..... que, dans
» les animaux vertébrés, cette quantité de respi-
» ration fait connaître, par un calcul mathé-
» matique, la nature particulière de chaque
» classe...... (1)»

On conçoit donc le haut intérêt des expériences
dont nous avons parlé plus haut (37), et l'on doit
vivement désirer qu'elles soient étendues à toutes
les espèces d'animaux dont on peut disposer.
L'expérience journalière prouve d'ailleurs assez
le peu de ressort de l'organe pulmonaire du
mouton. Il ne peut courir avec rapidité, et est
bientôt essoufflé; il semble que son poumon ne
peut suffire à aucun excédant d'action. Le peu
d'énergie de cette fonction est donc, d'après les

(1) *Cuvier. Anatomie comparée.* T. IV, p. 301.

principes de *Cuvier*, une preuve suffisante de la débilité comparative de cette espèce.

39. La circulation est aussi un bon moyen pour juger de la place des animaux dans l'échelle des êtres. Mais quelle lacune existe ici dans les données du problème! Les différences chimiques du sang des espèces diverses ont jusqu'ici échappé à l'analyse, et paraissent consister bien plus dans les proportions de sérum et de caillot que dans la composition particulière de ces deux substances. L'on a examiné les particules rouges du sang au microscope; *Hewson*, *Leeuwenhoek* et d'autres se sont occupés de sa figure, mais sans grand résultat. On a mesuré ces particules au micromètre; les particules du sang de bœuf étaient plus petites que celles de l'homme, dans la proportion de $4\frac{1}{2}$ à 8 (1); cependant le premier est plus visqueux et plus pesant que le sang humain, qui pèse, selon *Haller*, 1,052 fois l'eau, et celui de bœuf 1,056, selon *Fourcroy*; on voit d'ailleurs combien est petite cette différence, si toutefois elle est réelle. Ce n'est donc pas dans les qualités du sang que nous pouvons trouver les matériaux d'une comparaison : les caractères que nous cherchons se trouvent dans l'anatomie des organes de

(1) *Bibl. Britan. Sciences.* T. LV, p. 181.

la circulation. Le cœur du mouton, comme celui des autres ruminans, manque de ces nombreux cordons charnus, si marqués dans les espèces plus élevées dans l'échelle des êtres, et qui annoncent, dans les ventricules du cœur, le besoin d'exercer une grande force musculaire. En effet, la circulation y est bien moins active : les artères du mouton ne battent, dans l'animal adulte, que 65 fois par minute ; tandis que dans l'homme elles battent 75, quoique la masse du dernier soit bien supérieure à celle du premier. Enfin, la proportion du sang, de ce stimulus actif de la vie avec la masse totale du corps, annonce combien la vitalité du mouton diffère de celle de l'espèce humaine. Un homme adulte, maigre, pesant 70 kilogrammes, renferme 14 à 15 kilogrammes de sang (1); c'est dans le rapport de 1 à 5 entre le sang et la masse totale. Un mouton adulte, maigre, pesant 25 kilogrammes, s'est trouvé avoir $2^k,5$ de sang ; c'est dans le rapport de 1 à 10. Mais cette proportion devient bien plus défavorable dans les animaux gras ; et en effet on voit diminuer l'activité de la vie à mesure que le rapport du fluide stimulant au reste du corps augmente. On nous cite un mouton de 212 livres

(1) *Richerand. Physiolog.* T. I, p. 318.

qui n'avait que 7 livres de sang (1); c'est environ $\frac{1}{30}$ de la masse ; et deux autres de 152 livres, dont un avait 6 $\frac{1}{4}$, et l'autre 7 livres de sang (2), c'est $\frac{1}{30}$ et $\frac{1}{22}$ de la masse : ces animaux deviennent alors inertes et incapables de tout mouvement.

40. Dans toutes les espèces, l'anatomie comparée nous apprend que l'appareil de la respiration est l'antagoniste du système veineux du foie et du bas-ventre ; que, dans le cas d'une respiration plus active, le corps est plus sec, plus fibreux, plus maigre ; et que, dans le cas contraire, le corps devient humide, muqueux et gras : le foie suppléant, par une fonction inverse, au défaut de l'organe respiratoire, et paraissant destiné à débarrasser le sang des substances hydrogéniques et carbonisées que lui fournissent les alimens, et qui ne sont pas consommées par la respiration (3). Ces observations sont confirmées par l'examen des animaux considérés dans leurs différens âges ; la proportion de la masse totale au volume du foie augmentant toujours à mesure qu'ils deviennent adultes, de sorte que le volume proportionnel du foie décroît à mesure que la

(1) *Bibl. Britann. Agricult.* T. III, p. 274.

(2) *Ibid.* T. V, p. 148 et 150.

(3) *Dict. d'Hist. Nat.* T. XXVII, p. 254.

respiration prend plus de développement. On sait
aussi que le foie devient énorme dans les animaux
engraissés, chez lesquels la fonction de la respiration, comme la masse proportionnelle du sang,
diminue comme nous l'avons vu (39). Le mouton
comparé à l'homme nous donne le même résultat ; son foie pèse 2 livres dans un animal de
5o livres, ou $\frac{1}{25}$ de la masse ; il pèse 3 livres dans
un homme adulte, c'est-à-dire, environ $\frac{1}{46}$ de la
masse ; ce qui concorde bien avec tout ce que nous
avons déjà appris de leur respiration et de leur
circulation relative (1).

41. Les organes du mouvement n'ont pas non
plus une force proportionnée à la masse du mouton. On n'a pas encore essayé comparativement
les doses d'irritabilité des muscles des divers animaux; et quant à la force totale, on n'a point d'élé-
ment exact de comparaison (2). Mais il n'y a qu'à
rapprocher par l'imagination, la force d'un chien
de même taille, pour s'apercevoir que le mouton a
un grand désavantage. Nous en trouvons un autre
dans la lenteur de la marche de ces animaux, qui

(1) *Dict. des Scienc. médic.* Art. FOIE, p. 86.
(2) Dans l'Inde, on emploie les moutons et les chèvres
comme bêtes de charge pour traverser des montagnes
difficiles. Je n'ai point les données pour estimer le poids
de leur charge. *Voyez Nouvelles Annales des Voyages,*
t. 1er., p. 177.

ne peuvent faire, même sans être chargés , plus
de 4 à 5 lieues par jour, et en employant un temps
très-long à cette marche.

42. Le système osseux qui sert d'attache au
système musculaire , indique , par son plus ou
moins de solidité, la force que développe celui-ci,
et nous fournit une preuve encore plus certaine
de la débilité comparative du mouton. Il est facile
de voir, en effet , combien le squelette de cet animal est faible et léger en comparaison de ceux des
autres mammifères. Ces divers squelettes n'ayant
jamais été pesés, il faut que nous nous contentions
ici de cet aperçu estimatif. La texture de ses os
ne doit pas moins fixer notre attention ; leur tissu
est grossier, leur spongiosité lâche , à lames écar-
tées, à cellules larges ; et cette abondance de substance spongieuse est la cause de la promptitude de
la formation des cals dans les fractures de cette
espèce d'animal, les bourgeons charnus s'élevant
bien plus rapidement à mesure que le tissu des os
est moins compacte. Il est à remarquer que chez
la femme, dont la force musculaire est inférieure
à celle de l'homme, la substance spongieuse do-
mine aussi (1).

43. Le rut est presque inappréciable chez les

_____

(1) *Richerand*, *Physiologie*. T. II , p. 259.

brebis, et le belier s'y porte avec froideur et in-
différence. Il a fallu des observateurs aussi attentifs
que M. *Morel de Vindé* (1), pour tracer un tableau
des passions si peu distinctes de cet animal. L'a-
mour occasionne pourtant des combats parmi les
beliers, mais non au point que plusieurs beliers
ne vivent très-paisiblement dans un même troupeau. Tout le différent se borne à faire respecter
certaine prééminence, certain droit de prélibation
dont l'objet est diffficile à reconnaître, et dont les
effets n'ont rien de commun avec les terribles
combats des espèces plus actives.

44. La digestion a pour caractères remarquables chez les ruminans: 1°. *la construction des
organes de la mastication*; ils manquent en effet
d'incisives supérieures, ce qui annonce qu'ils n'ont
pas à prendre une nourriture qui ait besoin d'être
coupée avec force; ils n'ont point de canines, dents
destinées à la défense ; leurs mâchoires sont faibles, ainsi que les muscles qui les meuvent; mais
leurs molaires sont d'autant plus parfaites qu'il
faut qu'elles suppléent à tant d'imperfections. Formées de deux matières d'inégale dureté, présentant des croissans doubles de matière dure,
enchâssée dans la matière plus molle, elles nous
offrent ainsi la disposition avantageuse que nous

(1) *Annales d'Agricult.* T. LII, p. 3oo.

recherchons dans nos pierres meulières, composées
d'un silex empâté également dans une gangue
plus tendre. 2°. *L'ampleur des estomacs et leur
propriété de rapporter les bols alimentaires à la
bouche, pour y subir une seconde fois la mastication et l'insalivation.* Il paraît que la première
action que les alimens ont éprouvée de la part
d'instrumens imparfaits n'est point suffisante; car,
après être descendus dans les deux premiers estomacs, et s'y être imbibés des sucs abondans qu'ils
contiennent, les pelotes alimentaires se représentent une seconde fois sous les molaires, et y su-
bissent une seconde trituration, puis redescendent
pour recevoir leur préparation définitive dans les
troisième et quatrième estomacs. Les matières liquides descendent de suite dans le quatrième estomac, sans s'arrêter dans les autres. 3°. *La longueur
du tube intestinal.* Il a, chez le mouton, trente fois
la longueur du corps, tandis qu'il n'a que six à sept
fois cette longueur chez l'homme, dix fois chez le
cheval, quatorze fois chez le cochon. Ce n'est
qu'après avoir parcouru les longs replis de cet
énorme tube, que les alimens ont achevé de servir
à la nutrition de l'animal.

45. La longueur du tube intestinal, l'énorme
ampleur des estomacs, et sur-tout du premier,
étaient nécessaires, chez les ruminans pour sup-

pléer au peu d'activité de chacun des organes digestifs en particulier. On sait, en effet, que la lenteur de cette opération expose éminemment ces animaux à l'indigestion avec tympanite, les herbes abreuvées de sucs et à tissu lâche, éprouvant la fermentation putride dans la panse avant d'avoir été abreuvées suffisamment des sucs salivaires et gastriques éminemment antiseptiques. Le développement de gaz qui résulte de cette fermentation distend outre mesure les estomacs et les intestins, et, arrêtant toute circulation par la compression qu'il exerce, tue en peu d'instans l'animal. Ces effets ont lieu bien plus rarement chez les animaux où la digestion a moins de durée et où l'ampleur des estomacs ne permet pas de former un énorme magasin de plantes qui fermentent par leur accumulation.

46. Si les organes digestifs du mouton avaient toute l'activité de ceux des autres ordres, il faudrait que la nourriture qu'il serait appelé à digérer fût en raison inverse du développement de ces organes; leur action est d'autant plus forte, en effet, qu'ils extraient du même volume de nourriture une plus grande quantité de sucs nutritifs, et qu'ils en laissent moins échapper par les excrétions, de sorte qu'ils entretiennent une même masse avec une moins grande quantité de

nourriture, dont ils assimilent une plus grande portion des sucs nutritifs.

47. Nous savons qu'en Écosse, des hommes très-forts et très-robustes se nourrissent de farine d'avoine, qui fait même, dans certains cas, leur seule nourriture (1). Or, ceux qui n'y mettent pas de lait en consomment 2,43 livres par jour, qui résultent de la mouture de 2,81, livres d'avoine, dont on ôte le gros son. La ration du cheval de cavalerie était en Italie, où on ne donnait pas de paille, de 15 livres de foin, qui équivalent, pour son entretien, à. . . . 5 l. 40 d'av.(2), et de plus un boisseau d'avoine
pesant 5   12
                            ─────────
TOTAL. 10   52 d'avoine:

avec cette ration l'animal se maintenait en chair sans engraisser. *Thaër* estime (3) que 20 livres de foin représentent la nourriture d'une vache de grande taille pour l'entretenir en chair, mais sans lui faire produire de lait; ce qui équivaut, d'après la formule adoptée, à 7,20 l. d'avoine. D'après les expériences directes de *Crud* (4), un mouton de

(1) *Bibl. Britann. Agricult.* T. XIX, p. 354 *et suiv.*
(2) *Thaër. .Agricult.* § 1516.
(3) *Ibid.* § 1401.
(4) *Bibl. Britann. Agricult..* T. XV, p. 17 *et suiv.*

moyenne taille consomme 3o onces de foin par jour, qui équivalent à 0,67 d'avoine. Si nous opérons la réduction de ces quantités proportionnellement aux masses, en supposant l'homme de 140 liv., le cheval de 700 liv., la vache de 800 liv., le mouton de 5o liv. (1); nous aurons :

Pour la nourriture de l'homme. . . . 2,81
du cheval.. . . 2,25
de la vache. . . 1,26
du mouton. . . 1,87

en supposant qu'ils pesassent tous le même poids. D'où l'on voit que la nourriture digérée n'est d'abord pas proportionnelle aux masses, mais qu'en effet l'animal paraît mieux assimiler sa nourriture à mesure que ses organes digestifs sont plus longs; mais il ne s'ensuit pas que cette augmentation soit en rapport exact avec l'allongement du tube, puisque :

Les longueurs des tubes intestinaux étant dans les rapports de	Les alimens sont comme nous l'avons vu.	Les alimens devraient être, d'après la longueur du tube intestinal,
Homme (2). .	6 . 28	28
Cheval. . . .	10 . 22	17
Vache. . . .	22 . 13	7,6
Mouton. . . .	28 . 19	8

(1) *Voyez* les expériences citées, et vous connaîtrez que ce poids moyen est plutôt avantageux au mouton.

(2) Il paraît que le lion, du poids de 400 livres, exige

D'où il est facile de voir que l'activité de ces organes n'est nullement en raison de leur dévelop- pement ; qu'il est certain que les animaux doués de plus longs intestins ne sont pas appelés à di- gérer plus , et qu'en effet la quantité de nourri- ture qui est soumise à cette action, étant moins grande proportionnellement à leur masse, doit être plus complétement assimilée , mais que cela n'arrive nullement dans le rapport de la longueur des intestins , et qu'ainsi l'activité des organes digestifs paraît, dans les divers animaux que nous avons examinés, être dans la proportion suivante :

Homme.	100
Lion (1).	102
Cheval.	77
Vache.	58
Mouton.	61

environ 8 livres de viande pour sa nourriture (*Lacépède. Ménagerie*). En supposant que la faculté nutritive de la viande ne fût que double de celle de l'avoine , on voit que cet animal aurait, pour sa nourriture, 16[1] ; que sa nour- riture proportionnelle à sa masse serait 5,5 , et que ses intestins n'étant que trois fois la longueur du corps, elle devrait être, proportionnellement à cette longueur, 5,6. Ce fait confirme les rapports trouvés dans le texte , et prouve de plus que l'activité des organes digestifs, chez le lion , ne diffère pas beaucoup, proportion gardée, de la longueur de ce qu'elle est chez l'homme.

(1) Ce. terme ne peut être bien exact, parce que nous

48. Nous venons de voir que, quoique la réduction de la nourriture ne soit pas proportionnée à
la longueur des intestins, cependant il en fallait
une quantité moins considérable aux ruminans
qu'aux animaux pourvus d'organes digestifs moins
développés, pour entretenir la même masse. Ce développement du tube intestinal favorise aussi la
faculté de prendre graisse, qui' marche toujours
de front avec la réduction d'activité des autres
fonctions. Ainsi la castration donnant de la mollesse à la fibre et diminuant la chaleur vitale,
l'activité des fonctions de la peau et les déperditions disposent à prendre graisse. On sait que cette
même disposition existe chez les femmes, les enfans et les individus dont la fibre est naturellement molle, etc. Il se fait, dans ces cas, une espèce
d'amas des particules assimilées qui ne sont pas
nécessaires à l'entretien de l'animal, dans les
cellules des tissus cellulaires. Nous n'avons pas
ici un grand nombre d'objets de comparaison,
tâchons de profiter de ceux qui se présentent. Un
cochon a gagné $\frac{2}{11}$ de poids par livre d'avoine (1);
un bœuf, $\frac{1}{7}$ de livre (2); un mouton, $\frac{1}{5}$ de liv. (3);

n'avons pas un point de comparaison exact entre la valeur
de la viande et celle de l'avoine pour la nourriture.
(1) *Arthur Young.* T. XIII, p. 199.
(2) *Thaër.* 448.
(3) *Crud. Bibl. Britann. Agricult.* T. XV, p. 41 et 42.

ce qui est calculé dans la supposition que 9 livres
d'avoine représentent pour l'engrais 25 livres de
foin (1). Tous ces animaux étaient châtrés , et il
est probable que l'effet de cette opération est
beaucoup plus grand sur les animaux plus élevés
dans l'échelle des êtres , et qu'il est ainsi moins
sensible sur le mouton que sur le chien , le chat
et le cochon. On voit, par exemple, les chiens et les
chats châtrés s'engraisser avec la plus grande
facilité. Il est probable que le verrat gagnerait
beaucoup moins de poids que le belier avec une
nourriture surabondante ; car le mouton s'éloigne
bien moins du naturel du belier , que le porc
du verrat ; le chien châtré , du chien entier ; et
l'eunuque, de l'homme : et ainsi les résultats ci-
dessus ne nous apprennent rien de positif pour
l'estimation des facultés des animaux.

49. Il est certain que plus un animal consomme
de nourriture pour entretenir la même masse ,
moins il extrait de sucs nutritifs de cette nourriture , et par conséquent plus il doit rester de parties assimilables dans ses excrémens. Je ne doute
pas que des expériences directes ne confirment un
jour cette théorie ; mais elles manquent jusqu'à
présent. Il semblerait que le grand usage que l'on

(1) Ces bases sont de *Thaër*. § 156, 275 et 1070.

fait des engrais aurait dû procurer une foule de
données positives à cet égard ; mais on n'en a
que de superficielles. Quant à ce qui concerne leur
composition, *Davy* nous dit vaguement (1) que le
fumier de pigeon contient 23 pour 100 de matière
extractive soluble; celui de mouton , seulement
2 ou 3 pour 100, le résidu n'étant, chez ce dernier , que de la fibre ligneuse pure, analogue à
celle des végétaux qui servent à leur nourriture.
Ces analyses incomplètes, ne pouvant être utilement comparées à celle que *Berzelius* a faite des
excrémens humains (2), restent pour nous sans
usage. Il paraît cependant que si les excrémens
du mouton contiennent un engrais plus soluble,
et produisent, par conséquent, plus tôt leur effet
que d'autres, cet effet est très-passager, et qu'ainsi
les parties organiques qu'il contient doivent
être peu abondantes. La pratique de l'agriculture nous prouve qu'ils doivent être employés
à fréquentes reprises et en petite quantité. La
haute valeur des excrémens humains, de ceux de
plusieurs carnassiers, de la chauve-souris, par
exemple; la très-mauvaise odeur de ceux des carnivores , qui, sans doute à cause de leur petite

(1) *Chimie agricole.*
(2) *Annales de Chimie.* T. LXI, p. 321.

quantité, n'ont pas été appréciés ; le grand prix
des engrais des pachydermes convenablement recueillis ; tous ces faits, dis-je, tendent à me faire
croire que la proportion des matières animalisées
dans les excrémens doit suivre encore d'assez
près l'échelle des mammifères, et que les exceptions que l'on pourrait proposer, comme, par
exemple, celle du chien domestique nourri d'a-
limens insuffisans et hors de sa nature, ne sont
que des anomalies faciles à ramener à la loi générale.

5o. Si l'on examine le mouton enveloppé de
sa toison, couvert d'un suint abondant, on sera
porté à regarder comme très - faible sa puissance
d'absorption ; et l'action de cette puissance doit
être en effet bien réduite par ces obstacles. C'est à
eux que l'on doit attribuer la difficulté de s'infecter du claveau, du charbon, etc. Mais si l'on
remarque aussi que l'humidité de l'atmosphère
supplée éminemment dans cette espèce aux boissons ; que le lait des brebis exposées à la pluie
devient sur-le-champ aqueux et nourrit mal les
agneaux ; que les frictions de mercure pénètrent
avec promptitude des mères aux agneaux qu'elles
allaitent, on prendra une autre idée du développement de cette faculté chez eux, on la jugera
même très-intense ; et tout ce que nous savons de

l'extrême vitalité de la peau de cet animal, de l'é-
nergie avec laquelle cet organe répond aux actions
sympathiques des autres organes, contribuera encore à fortifier cette opinion. Des expériences
directes de comparaison doivent être tentées à cet
égard. Les différentes classes, les différens ordres,
doivent être soumis à des épreuves qui éclaireront
ce nouveau point de physiologie comparative.
Mais un des systèmes les plus développés des
bêtes à laine est évidemment le système pileux ;
l'épaisse toison dont leur corps se recouvre est
sans aucune proportion avec celle des autres
mammifères : ce qui concourt encore à nous
prouver que la peau et son tissu muqueux sont,
chez elles, un des organes prédominans de l'organisation.

51. Dans toutes les espèces, les maladies les
plus fréquentes sont celles du tube intestinal :
ainsi l'on ne pourrait établir des rapports nosolo-
giques entre elles qu'en cherchant à estimer les
degrés de force de ces maladies, ce qui est impossible. Mais il est, dans chaque espèce, des maladies qui lui sont propres, qui affectent par conséquent un mode de sensibilité qui lui est particulier, qui peut nous faire juger de l'équilibre des
divers systèmes, et nous conduire à des résultats
différentiels.

Les maladies particulières au mouton sont :
1º. la *pourriture*, espèce de cachexie, d'hydropisie générale, provenant, d'après mes observations, d'un état atonique du système absorbant,
causant une disproportion entre l'exhalation et
l'absorption dans le tissu cellullaire, et par la
suite dans les membranes séreuses, entretenue
par l'état d'irritation des membranes muqueuses
des intestins, où se concentrent les forces vitales ;
état qui laisse de fréquentes apyrexies. Cet effet
est parfaitement correspondant aux fièvres rémittentes et intermittentes de l'homme, causées par
le mauvais air, et aux infiltrations qui en sont
la suite. Ce serait donc à tort qu'on en ferait une
affection particulière aux moutons, si l'on ne
remarquait qu'il leur arrive de prime abord ce
qui ne peut exister dans l'espèce humaine que
sur une constitution affaiblie de longue main, et
que chez celui-ci dans la force de sa constitution,
les fièvres de mauvais air, au lieu d'être accompagnées d'atonie du système absorbant, le sont du
symptôme nerveux (1). 2º. Le *claveau* ou *variole*,
autre maladie du système absorbant de la peau.
3º. Le *tournis* produit par une hydatide qui se loge,

_____

(1) Quand je donnerai la série de mes ouvertures et les
observations que j'ai recueillies sur cette maladie, ma
théorie restera hors de doute.

entre les membranes du cerveau, qui semblent ici
la souffrir aussi passivement que le lard du cochon,
quand il est infecté de *ladrerie*. Ce n'est qu'une
maladie accidentelle. Le tissu de la peau et le
tissu cellulaire sous-cutané, ainsi que le système
lymphatique, sont donc ceux sur lesquels se portent les affections propres aux moutons. Si nous
considérons maintenant que, dans le cheval, ce
sont des affections du système bronchique et cellulaire; chez le bœuf, des affections du poumon;
chez les carnassiers, les affections scorbutiques;
et chez l'homme, enfin, les affections nerveuses
qui caractérisent chaque ordre : nous mettrons
aisément sous trois degrés différens, 1º. l'homme,
qui éprouve les affections du système nerveux,
celui de tous qui a le plus d'action sur l'intelligence; 2º. les carnassiers, qui ont en propre les
affections du système sanguin; et 3º. les herbivores, qui se distinguent par les affections des
systèmes muqueux, et absorbant les moins actifs
de ces systèmes.

52. Les naturalistes avaient voulu fixer, d'une
manière absolue, la durée de la vie des mammifères à 6, à 7 fois le temps écoulé de la naissance
à la puberté. Cette assertion avait pour base ce
que l'on observe dans l'espèce humaine; mais
nous avons déjà remarqué trop de différences

entre les divers ordres d'animaux pour que l'on puisse supposer qu'il règne sur la durée de la vie une telle uniformité, et que le principe vital, qui brûle avec tant de rapidité chez les uns, et si lentement chez les autres, se consume pourtant dans un temps égal chez tous. On sent d'ailleurs que rien n'est plus vague que le terme général de *durée de la vie*. Est-ce de la vie moyenne, ou du maximum, dont il est ici question? Mais la vie moyenne de l'homme serait bien loin de 90 ans, comme la fixent les naturalistes dont j'ai parlé plus haut; et le maximum en serait tout aussi éloigné. Comment avoir d'ailleurs ce terme moyen dans les animaux, tandis qu'il varie sans cesse dans l'espèce humaine? Il est évident que, par durée de la vie, on a entendu le plus long âge auquel parviennent les vieillards, abstraction faite des rares exceptions. Voici, d'après cette idée, un tableau approché, mais encore très-imparfait, de ce que les auteurs nous rapportent à cet égard :

PUBERTÉ.	VIE.	RAPPORT.		AUTEURS.
ans, mois.				
Homme......15 »	...90...	6		Buffon.
Chat et chien..1 »	...12	...12		Nos observations propres.
Cheval........2 »	...30	...15		*Ibid.*
Chameau......3 »	...60	...20		*Dict. des Sc. Méd.* T. XXIX, p. 22, d'après *Maillet.*
Mouton.......0-6	...12	..24		*Morel de Vindé. Annales d'Agric.* T. LII, p. 301.

Les époques de la puberté sont bien observées ;

l'erreur ne pourrait porter que sur la seconde colonne, et tendrait, je pense, à renforcer les nombres qui représentent la vieillesse caduque du cheval et du mouton, et ainsi à augmenter le rapport. On voit donc bien que des observations plus attentives ont prouvé que l'opinion de *Buffon* n'était pas fondée (1), et que la proportion de la vie à la puberté augmente à mesure que les animaux sont d'un ordre moins élevé.

53. En récapitulant ici les propriétés vitales du mouton, et les comparant à celles de l'homme, nous trouvons le tableau suivant :

	Mouton.	Homme.
Respiration, en la réduisant à l'unité de masse des animaux..............	11	25
Sang..........	1	2
Foie...........	4	2
Digestion..........	6	10

On voit que l'énergie vitale du mouton, considérée dans ses organes actifs, est de moitié de celle de l'homme, et qu'elle est double dans le

---

(1) L'opinion de Buffon porterait exactement sur l'âge où l'accroissement cesse ; mais cet âge est bien moins fixe que celui de la puberté, et il est tout-à-fait variable selon les races et les individus. Prise sous ce point de vue, son opinion ne signifie plus rien.

foie, organe supplémentaire. En examinant ensuite l'ensemble des fonctions de la vie dans les
bêtes à laine, nous voyons l'action vitale pré-
dominer dans le tissu de la peau, le tube intestinal, la charpente osseuse et le système veineux
du foie; s'affaiblir ensuite successivement dans
les muscles, les lymphatiques, le système artériel,
la respiration, et enfin le système nerveux. Ainsi,
les systèmes qui servent à la vie organique ont
évidemment le dessus sur ceux qui servent à la
vie animale; et, parmi les premiers, les moins
sensibles sont aussi les plus actifs. Cet ensemble
d'organisation a produit le caractère du mouton,
que le plus éloquent des naturalistes a si bien
tracé dans son Histoire naturelle. « La timidité et
la stupidité, dit Buffon, ne sont pas moins les
attributs des individus de cette espèce, que la
docilité et la douceur. L'amour est le seul sentiment qui semble inspirer au belier quelque viva-
cité; lorsqu'il est en rut, il devient pétulant, il
se bat, il s'élance contre les autres beliers, quelquefois même il attaque le berger; mais hors de
là, il n'est ni moins stupide ni moins craintif que
les autres animaux de son espèce; et, ce qui, dans
les animaux, paraît le dernier degré de la stupidité et de l'insensibilité, la brebis se laisse enlever son agneau sans résister et sans marquer sa

douleur par un cri différent du bêlement ordinaire. » On peut ajouter même que quand les bergers espagnols ont tué un agneau, ils trompent la
mère et lui en font adopter un nouveau, en couvrant celui-ci de la peau de l'agneau fraîchement
tué : la brebis, alors, le reconnaît pour le sien (1).

54. Les notions physiologiques que nous venons
d'acquérir nous serviront plus d'une fois dans la
pratique de la médecine des bêtes à laine ; elles
influeront souvent à modifier leur thérapeutique,
ou à nous confirmer dans des méthodes sur lesquelles on pouvait conserver du doute, en les
jugeant sur les principes de la physiologie humaine. Ainsi nous ferons un très-grand usage de
la méthode révulsive sur un animal où la peau
et le tissu cellulaire offrent une partie éminemment sensible, et où les congestions se forment
avec rapidité et ténacité dans les capillaires sanguins et lymphatiques, où elles sont ensuite re-
tenues par la prédominance d'action de ces systèmes. Ainsi nous ne serons pas surpris de voir
dès rubéfians, des sétons et même de simples
ligatures suffire pour dissiper les inflammations
les plus graves dans certains cas, et même produire quelquefois des tumeurs gangreneuses à la

(1) *Lasteyrie. Traité des Bêtes à laine.*

peau, où une surexcitation se porte avec tant de violence. Nous reconnaîtrons que cette propriété de la peau et de son tissu cellulaire, convenablement employée, est le premier moyen de médication dans cette espèce.

55. La même connaissance nous méttra en garde contre l'abus des médicamens donnés à l'intérieur. En effet, les liquides ne s'arrêtent pas dans les premiers estomacs, et passent immédiatement dans le quatrième. Ils ne peuvent donc agir sur les matières contenues dans ces premiers estomacs, non plus que sur ces organes eux-mêmes. On les emploie donc principalement pour agir sur le tube intestinal, et en assez grand lavage pour qu'ils puissent traverser la caillette et les matières qui peuvent y être contenues. C'est donc principalement des purgatifs doux et des huileux que nous devons employer ; mais les lavemens seront d'un usage habituel et avantageux pour en seconder ou en suppléer les effets. Quant aux médicamens solides, ils doivent être employés en dose suffisante pour ne pas être neutralisés par la masse d'alimens contenus dans la panse, qui, dans l'état sain, se porte jusqu'à 10 kilogrammes, et à 3 kilogrammes dans un mouton mort de faim après huit jours de jeûne (1).

---

(1) *Gilbert. Sur les effets des médicamens. Annales d'Agriculture*, tome III.

Cette dose est si forte, qu'un mouton exige 4 grammes de gomme gutte pour être purgé (1), tandis que l'espèce humaine l'est avec 2 grammes au plus. Quelques liquides très-excitans, comme l'alcool, l'éther, ont cependant la propriété de pénétrer dans la panse, et par là se rendent utiles dans les météorisations (2); mais, dans le plus grand nombre de cas, nous ne pouvons agir sur la masse d'alimens et de gaz contenus dans cet estomac que par la sympathie de cet organe avec la peau, que l'on met en jeu par les bains froids, des stimulations, ou par des opérations chirurgicales.

56. Pour agir sur les organes respiratoires, nous préférerons aussi la méthode dérivative sur la peau à tous les autres moyens, et sur-tout à ceux qui pourraient porter une surexcitation sur le tube intestinal, machine si facile à déranger et si essentielle. Les bains de vapeur, en détendant la peau, produisent alors les plus heureux effets, que les sétons irritans aident quelquefois héroïquement. Le peu de chaleur naturelle de ces ani-

-----

(1) *Daubenton. Bêtes à laine*, 3e. édit., p. 458.

(2) Il faut employer ces breuvages excitans avec un grand ménagement; car, comme ils n'agissent immédiatement que sur la partie droite de la panse, ils risquent de l'irriter encore dans une diathèse inflammatoire.

maux nous engagera à les préserver du froid quand il surviendra des mauvais temps peu après la tonte, et à différer cette opération jusqu'à l'époque où, dans le pays, on sait qu'il n'existe plus de danger pour le retour des intempéries froides. Pendant l'hiver, on peut s'en reposer sur la couverture qui les recouvre, pour les préserver d'une déperdition surabondante de calorique.

57. Nous ne mettrons que peu de confiance dans les médicamens que l'on pourrait destiner à agir sur le système nerveux; aussi l'opium lui-même est-il sans effet chez ces animaux à la dose de 3 décagrammes (1 once) (1), et ne produit que des coliques, tandis qu'il tue l'homme à une dose bien moindre, et produit des effets narcotiques à la dose de 5 à 6 centigrammes.

58. Nous saurons que la saignée est très-difficile sur les bêtes à laine, à cause du petit calibre des vaisseaux et du peu de sang qu'ils fournissent, et que d'ailleurs le peu de ressort des capillaires ne leur permet pas de se désemplir après avoir été engorgés. Cependant, nous emploierons cette opération dans plusieurs cas pour seconder les effets des autres médications.

59. Quant au régime des animaux malades,

---

(1) *Daubenton. Bêtes à laine*, p. 448.

.nous considérerons que la rumination cesse pendant toute maladie un peu violente ; que, par
conséquent, les alimens solides passent dans les
intestins sans être préparés à fournir à la nutrition, ou bien restent dans le second et le troisième
estomac, où ils s'endurcissent faute d'avoir été
mêlés à une suffisante quantité de sucs salivaires;
que, par conséquent, on doit les remplacer par
des alimens succulens et nourrissans, et que, même
dans bien des cas, on doit les remplacer par des
nourritures grasses, qui nourrissent sans fatiguer
les estomacs, et n'entretiennent pas la gêne et la
distension dans les organes; disposent ainsi les
systèmes malades à rentrer dans l'équilibre, et
les inflammations à se résoudre.

60. Ces résultats et un grand nombre d'autres
découleront naturellement de l'idée que nous
nous sommes faite du mouton. Les principes physiologiques que nous avons exposés n'ayant jamais
été déduits méthodiquement, nous ont arrêtés
peut-être plus long-temps qu'il n'eût convenu à
notre sujet, mais beaucoup moins aussi qu'il ne
serait arrivé si cette matière eût toujours été
suffisamment étudiée, et si nous n'avions été
obligés de glaner péniblement les faits. Nous
croyons aussi que les rapprochemens auxquels
nous nous sommes livrés ne seront pas inutiles à

l'histoire naturelle en général; d'abord, en prou-
vant la bonté de l'échelle et de la classification
des mammifères, telle que M. *Cuvier* l'a derniè-
ment arrêtée dans son *Règne animal;* et ensuite
en montrant d'après quelle loi décroissent les
différens modes de vitalité dans ces divers ordres:
matière qui avait été entrevue par le coup d'œil
d'aigle de l'auteur de l'*Anatomie comparée*, mais
qui n'avait jamais été réduite en preuve. La faiblesse de cette ébauche montre combien nous
sommes loin de pouvoir établir un corps de doctrine complet sur la physiologie comparée, mais
elle indique aussi les lacunes qui appellent les
travaux des savans.

DEUXIÈME PARTIE.

HISTOIRE PARTICULIÈRE DES CONTAGIONS.

61. Nous allons traiter, dans cette deuxième partie, des différentes affections contagieuses des bêtes à laine, et nous terminerons en passant en revue celles qui jusqu'à nos jours ont passé pour l'être. On ne peut se dissimuler, après avoir étudié cette matière, les obscurités et les lacunes qui se présentent à nous. Les maladies des bêtes à laine ont été peu étudiées des vétérinaires ; elles sont connues du vulgaire sous des noms différens : les auteurs qui en ont traité ont fait un amalgame étrange de ce que leur expérience leur fournissait et de ce qui avait été écrit jusqu'à eux. Nous devons chercher à dégager leur théorie de tout ce qu'elle présente d'informe, de hasardé, de contraire à l'observation. En reprenant ce travail, nous devons nous féliciter de ce que l'indulgente sévérité de la Société d'Agriculture de Lyon a provoqué un nouvel examen, et nous allons faire

nos efforts pour mériter, s'il nous est possible,
son approbation entière; et si nous nous écar-
tons quelquefois du droit chemin, nous sollicitons
vivement la critique, nous n'osons ajouter l'indul-
gence, dans une matière qui, ayant une influence directe sur la prospérité publique, ne
permet pas de passer sous le silence des fautes
qui peuvent avoir des suites funestes. Des recherches nombreuses, des expériences directes,
des courses entreprises exprès, un examen anato-
mique plus approfondi, notre état de propriétaire,
et enfin le souvenir précieux des leçons reçues
dans une école célèbre, sous des maîtres éclairés :
tels sont les moyens que nous avons à mettre en
œuvre, et qui devraient nous conduire au but, si
nous les employons convenablement.

CHAPITRE PREMIER.

Le Charbon.

ARTICLE PREMIER. *Histoire de la pathologie du
charbon des bêtes à laine.*

62. Parmi les anciens, *Virgile*, *Lucrèce*,
Silius Italicus, *Ovide* avaient décrit différentes

variétés de charbon (1); mais ils en ont traité poétiquement et d'une manière tout-à-fait insuffisante à l'artiste. Chez les modernes, les médecins de Genève sont les premiers qui en aient parlé, et ils ne décrivent qu'un de ses symptômes, le glossanthrax ou charbon de la langue (2). *Ens* et *Plenciz* nous le décrivent sous le nom de fièvre inflammatoire ardente (3). *Hastfer* ne parle que de deux symptômes : le glossanthrax, et des bubons, qu'il compare à la peste humaine; il donne également le nom de peste à cette maladie des moutons (4). *Nicolau* décrit une épizootie carbunculaire qui eut lieu sur différentes espèces, et particulièrement sur les moutons aux environs de la Rochelle (5). Cette description est la plus parfaite que nous ayons encore; on y décrit : 1°. la fièvre charbonneuse simple ; 2°. accompagnée d'érysipèles, et quoiqu'on n'y donne que le se-

---

(1) *Voyez* toutes ces autorités réunies dans *Paulet, Épizooties.* T. Ier., *première époque.*

(2) *Réflexions sur les maladies du bétail,* p. 251.

(3) *Paulet.* T. Ier., p. 262 et 340.

(4) *Instructions sur la manière d'élever et de perfectionner les bêtes à laine.* Paris, 1756.

(5) *Barberet. Maladies épizootiques, avec les notes de Bourgelat.*

cond rang au symptôme principal, les inflammations internes, on peut s'étonner que, depuis
cette époque, la connaissance intime de la maladie ait fait des pas rétrogrades. *Paulet* a eu
occasion de décrire plusieurs épizooties de cette
nature ; mais, dominé par l'idée principale du
moment, la maladie contagieuse des bœufs, il
n'a donné dans son histoire qu'une attention su-
perficielle aux épizooties des bêtes à laine; mais,
dans le résumé qui suit son livre, il a été conduit
à examiner les maladies des différentes espèces,
et là il reproduit notre maladie charbonneuse sous
plusieurs titres : c'est le *feu des brebis* (1), nom
sous lequel il décrit l'érysipèle charbonneux; c'est
le *charbon des brebis* (2), qui est le symptôme de
ces maladies que nous appelons *charbon* ou *pustule maligne;* c'est sa troisième espèce de maladie
phlogoso-gangréneuse (3), où il traite de l'*ignis sacer*
des anciens, espèce d'ulcère gangréneux qui accompagne l'érysipèle à la face; c'est sa *peste des
brebis* (4), par laquelle il entend la fièvre char-

_____

(1) *Paulet*. T. II, p. 260.

(2) *Idem*. P. 263-457.

(3) *Idem*. T. Ier., p. 23, 43, 54; et T. II, p. 245,
260, 263 et 464, 467, 82, 83.

(4) *Idem*. T. II, p. 287 et 469.

bonneuse avec ou sans éruption; c'est *la cris-talline des brebis* (1), espèce d'éruption mal décrite et qui paraît être un symptôme de la fièvre carbunculaire.

63. Plus récemment, *Chabert*, dans les *Instructions vétérinaires*, a mal distingué ce qui appartenait à chaque espèce, n'a point saisi ce qui faisait l'essence de la maladie, a commencé par décrire les symptômes accessoires, a admis un charbon essentiel et un charbon symptomatique, a divisé, subdivisé sans motif chacune de ces deux espèces; et dans les observations qui suivent son traité et qui sont bien plus importantes, il n'a rien donné sur les bêtes à laine, et nous a prouvé par là qu'il n'en parlait que sur la foi des auteurs (2). Dans un autre article fait en commun avec *Fromage* (3), il n'a fait qu'extraire ce qu'il avait dit auparavant, a semblé éviter, dans un Dictionnaire d'Agriculture, de répéter ce qu'il avait dit ailleurs des brebis. M. *Tessier* ne fait qu'effleurer légèrement la matière, et se hâte de renvoyer son lecteur au mémoire de *Chabert*, sans lui avoir rien appris de nouveau; on voit clairement

---

(1) *Paulet*. T. II, p. 287 et 469.

(2) *Instructions vétérinaires*. 1790.

(3) *Supplément à Rozier*. T. XII.

qu'il n'a jamais observé la maladie par lui-même (1)
Ailleurs il décrit fort au long, après beaucoup
d'autres auteurs, le *mal de sang,* qui n'est qu'une
forme de cette maladie, sans se douter de son
essence (2). Enfin, M. *Huzard* décrit la fièvre
charbonneuse en traits rapides et généraux. Son
but ne pouvait être de discuter dans un Dictionnaire d'histoire naturelle les caractères de cette
maladie, il se contente de la définir par ses symptômes extérieurs; il conclut en convenant que les
observations particulières qui la caractérisent chez
les différentes espèces, ne sont pas assez multipliées; et s'arrête de crainte, dit-il avec modestie,
de commettre des erreurs et d'y entraîner ses lec-
teurs (3). Nous voilà arrivés jusqu'à nos jours
sans avoir pu trouver dans les auteurs une théorie
exacte et bien liée de la maladie dont nous allons
tâcher de donner une idée distincte.

ARTICLE II. *Qu'est-ce que le Charbon?*

64. Qu'est-ce que le charbon, ou plutôt
qu'est-ce que la maladie dont le charbon est un
symptôme? C'est une fièvre violente, accompagnée

---

(1) *Instructions sur les bêtes à laine,* p. 232.

(2) *Idem.* p. 248.

(3) *Nouveau Dictionnaire d'Histoire Naturelle,* 2ᵉ. édit.
T. XIX, p. 597 et 598.

d'éruptions, disent les uns; ce sont des éruptions
malignes accompagnés de fièvre, disent les autres;
c'est une fièvre charbonneuse qui avorte et dont
l'éruption se fait en dedans, nous dit-on enfin.
Voilà les idées que l'on peut puiser dans les auteurs qui jusqu'à présent ont écrit du charbon.
Mais le vétérinaire qui ne se paye pas de mots,
et qui, par des ouvertures fréquentes, cherche à
se rendre raison de sa pratique; ce vétérinaire qui
a vu par-tout des gastro-entéritis compliquées d'é-
ruptions là où les auteurs décrivent une fièvre
charbonneuse, peut croire n'avoir jamais vu cette
maladie après en avoir éprouvé les ravages. Il faut
qu'il apprenne enfin, par des lectures, que ce qu'il
appelait inflammation des estomacs et des intestins, est cet être redoutable que l'on appelle charbon, et dont l'imagination des auteurs était si
frappée, qu'oubliant leurs propres autopsies, et
occupés seulement de la promptitude de la mort
et du danger de la communication, dans le cas
d'exanthèmes gangréneux, ils négligeaient de
mettre en saillie le caractère essentiel de la maladie, l'inflammation des voies intestinales.

65. Rouvrons maintenant les auteurs vétérinaires, et cherchons à y coordonner leur doctrine
et les observations qu'ils contiennent ou qui me
ont propres : le résultat de cet examen sera,

j'espère, de mettre hors de doute la véritable nature du charbon. *Ens* (1) nous offre d'abord un
modèle frappant de la fièvre carbonneuse sans
éruption. *Ouverture.* Épiploon enflammé; premier et second estomacs remplis d'alimens peu
humectés; feuillet enflammé, noir, sphacélé avec
des matières dures et desséchées (gâteau); quatrième estomac vide, contracté, enflammé. Les
intestins dans le même état, ainsi que les viscères
qui les avoisinent; les viscères de la poitrine en
bon état.

66. *Nicolau* (2) nous décrit une fièvre charbonneuse avec plusieurs complications éruptives. Les
résultats de ses ouvertures sont : la rate avec des
taches gangréneuses du côté qui touche à la caillette; la bile un peu claire ; la caillette totalement sphacélée; le feuillet un peu moins endom-
magé, mais quelquefois tous les estomacs dé-
pouillés de leur membrane interne et sphacélés.
Toutes les autres parties du corps paraissaient
saines ; le tube intestinal était le plus souvent
enflammé, ainsi que le mésentère ; l'épiploon
était sphacélé. Une brebis qui avait une éruption

---

(1) *Paulet.* T. Ier., p. 264.

(1) *Barberet. Mémoire sur les Maladies Épidémiques
des bestiaux.* Paris, 1765, et PAULET, t. Ier., p. 379.

de taches pourprées, et dont le sang sortait par les narines et le fondement, avait le trajet intestinal vicié ; les parois de la caillette étaient rouges, et ses rides un peu gangrénées.

67. Si de ces auteurs on passe aux observations consignées par *Chabert* à la suite de son *Traité du Charbon*, on trouve : 1ʳᵉ. *observation*, un cheval mort avec la peau crépitante (un des symptômes du charbon); les intestins étaient noirs et enflammés, les vaisseaux gorgés d'un sang noir, dissous, etc.; 2ᵉ. *observation* : charbon à la partie antérieure de l'articulation de l'épaule d'un cheval; sérosité dans les ventricules du cerveau; la bouche et l'arrière-bouche gangrénées; les poumons engorgés, rouges, livides; épanchement d'eau rousse dans la poitrine, estomac raccorni; intestins gangrénés, ainsi que les reins, le foie, etc. 3ᵉ. *observation* : tumeurs charbonneuses dans les chevaux, mulets, etc.; estomac enflammé, sang noir coagulé, etc.; 4ᵉ. *observation : tumeurs charbonneuses* : inflammations gangréneuses dans les intestins grêles, sang noir et épais, rate tuméfiée par le sang, poumons avec des taches gangréneuses, etc.; 5ᵉ. *observation* : fièvre charbonneuse, rarement avec des bubons extérieurs; poumons enflammés, viscères du bas-ventre gangrénés, la rate

d'un volume énorme remplie de sang noir coagulé, etc. (1).

68. Parmi une foule d'autres ouvertures d'animaux affectés du charbon, que renferment les
Instructions vétérinaires, et qui toutes concordent
avec mes observations, je choisis celles qui furent
faites par *Desplas,* dans une épizootie charbonneuse qui éclata dans le Quercy en 1786. C'était
une fièvre charbonneuse sans tumeurs externes,
ou bien accompagnée de bubons aux parotides,
aux axillaires, aux tubérosités des intestins ;
dans l'un et l'autre cas, les ouvertures manifes-
taient : le tissu cellulaire infiltré proche des tumeurs, et les viscères avoisinans gangrénés ; le
sang noir, les intestins marqués d'une foule d'ec-
chymoses et gangrénés ; les alimens contenus dans
les premiers estomacs, très-secs ; la membrane
interne détachée et gangrénée ; dans la caillette,
une matière sanguinolente très-infecte ; dans les
intestins grêles, du sang corrompu ; la rate très-
volumineuse ; les principaux viscères participant
à l'état inflammatoire et gangréné des intestins (2).

_____

(1) *Instructions vétérinaires.* 1790.

(2) *Instructions vétérinaires.* 1791. p. 274 et 275. *Voyez*
aussi une ouverture très-remarquable, même volume,
p. 255, dans le mémoire de M. *Petit.*

69. Passant à mes propres ouvertures, les fièvres charbonneuses des brebis et des chevaux, avec ou sans tumeur externe, m'ont toujours produit : le tissu cellulaire sous-cutané infiltré de sang, les gros vaisseaux injectés de sang noir; les intestins enflammés et gangrénés sur un grand nombre de points, sur-tout aux courbures du colon; les estomacs gangrénés, souvent sphacélés; le diaphragme, la vessie, le péritoine, quelquefois les reins, participent à l'inflammation; l'abdomen est rempli de sang ou d'une eau roussâtre; la rate est gorgée de sang noir, et double quelquefois de volume; le foie ni le poumon ne paraissent pas notablement lésés. Quand le charbon a paru à l'extérieur, les organes internes sont moins fortement lésés, mais les intestins et l'estomac le sont toujours. Le symptôme assez constant de la tuméfaction de la rate et de son engorgement fait donner, dans notre pays, le nom de *mal de rate* (BESCLE) à cette maladie.

70. Il est aisé de reconnaître, dans tous les faits que nous venons de recueillir, un caractère saillant, essentiel, qui se retrouve également partout; l'inflammation violente et suivie promptement de gangrène des intestins et des estomacs, et l'infiltration sous-cutanée. Tous les autres viscères participent à cette inflammation, mais d'une

manière variable : ainsi elle s'étend quelquefois
au poumon , mais d'autres fois le poumon est
sain; elle occupe le foie, la vessie, les reins, ou
les laisse intacts. Il faut donc bien convenir que
l'essence de cette maladie est l'inflammation des
voies digestives , et par conséquent qu'elle
doit porter le nom de *gastro-entéritis,* et quitter
celui de *charbon,* qui n'exprime qu'un de ses
caractères les moins importans.

71. Cette vive inflammation du tube intestinal s'irradie dans les viscères voisins, et sympathiquement détermine l'irritation des vaisseaux
sanguins de la peau. Ces vaisseaux s'engorgent;
s'il y a un point faible, il y a prédominance d'engorgement et charbon , ou tumeur charbonneuse
crépitante; s'il n'y en a point, tout le tissu cellulaire sous-cutané se gorge de sang ou de lymphe ,
et l'on a ce que l'on appelait *fièvre charbonneuse,*
ou bien le *charbon blanc;* si les vaisseaux apparens du système dermoïde et épidermoïde participent à l'irritation, il y a *érysipèle gangréneux.*
Telle est l'idée précise que nous devons nous faire
du charbon, idée dont la justesse est suffisamment prouvée par les autopsies cadavériques ,
dont je pourrais augmenter le nombre à l'infini;
idée qui n'a pu être obscurcie que par le plus
inconcevable penchant à travestir en hypo-

thèse les faits les plus palpables, et à accorder à des êtres imaginaires des propriétés qu'on refuse aux affections organiques qui tombent sous le sens. La suite de ce chapitre éclaircira parfaitement, j'ose le croire, tous les points de théorie et de pratique que cette maladie peut présenter.

ARTICLE III. *Description du Gastro-entéritis-gangréneux sans éruption.*

72. Les symptômes apparens de cette maladie sont aussi peu nombreux qu'ils sont violens. Le mouton paraît jouir de la meilleure santé; il mange, il va au pâturage comme les autres. Tout-à-coup il s'arrête, cesse de manger, paraît étourdi; ses flancs battent vivement, il paraît souffrir des coliques; sa langue est noire; son pouls devient très-pressé, et quelquefois s'efface entièrement; son ventre se tuméfie et devient sensible au tact; il regarde son flanc, frissonne; il lui survient un peu de bave à la bouche; il fait des efforts, urine un peu de sang, en jette quelques gouttes par les naseaux, tombe et meurt, ou sans paraître souffrir, ou agité de convulsions. La scène est courte : deux heures au plus, et souvent quelques minutes suffisent pour en voir le commencement et la fin. Les animaux les plus jeunes et les plus robustes en sont les principales victimes.

73. C'est quelque chose de bien extraordinaire qu'une inflammation aussi complète, aussi violente, paraissant tout-à-coup sans signes antécédens, passant à la gangrène avec autant de rapidité, et attaquant les animaux jeunés et forts avec une espèce de prédilection. On a remarqué dans les chevaux, qu'ils y étaient peu exposés au-delà de six ou sept ans (1) ; et il est connu des bergers que c'est principalement sur les agneaux et les antenois que tombe la mortalité : au point que j'ai vu des propriétaires exposés aux ravages fréquens de cette épizootie cesser de faire des pertes en remplaçant les jeunes animaux par de vieux, après avoir épuisé tous les moyens prophylactiques qu'ils pouvaient imaginer.

74. Le refoulement du sang dans les vaisseaux capillaires de la peau est si violent, qu'il suffit de la moindre piqûre, d'une saignée, par exemple, ou d'un séton, pour produire de suite une vaste tumeur sanguine aux environs de la piqûre, qui ne tarde pas à devenir gangréneuse si la vie de l'animal se prolonge assez pour cela.

75. Cette terrible maladie n'est pas contagieuse. J'ai toujours vu ouvrir les animaux morts, les livrer aux chiens , les manger même sans

_____

(1) *Chabert. Instructions vétérinaires,* 1790. P. 153.

avoir entendu parler du plus léger accident dans une maladie si fréquente, et qui est presque la seule que l'on redoute pour les troupeaux dans nos pays, où elle cause des ravages très-considérables dans les cantons qui y sont sujets.(On verra par la note placée au § 97, que le sang chaud communique le charbon.) Il paraît que la violence de la maladie est telle qu'elle tue l'animal avant que les inflammations deviennent gangréneuses, et que c'est là la cause de la non contagion. Il semble donc que je n'aurais pas dû parler de cette maladie, puisque la contagion n'est chez elle qu'un caractère purement accidentel ; mais, d'un autre côté, j'aurais laissé ce traité incomplet, et j'aurais pu mériter le reproche d'avoir laissé une lacune, sous le prétexte d'une perfection chimérique de classification. J'ai mieux aimé en dire plus, que de n'en point dire assez.

ARTICLE IV. *Gastro-entéritis gangréneux avec érysipèle.*

76. Cette forme du gastro-entéritis s'éloigne peu de la précédente, mais elle est très-rare dans nos pays où on la désigne sous le nom de *mal rouge*. Il paraît que c'est la variété que les anciens connaissaient sous le nom d'*ignis sacer*. La peau paraît ici plus intéressée que le tissu cellulaire ;

elle prend une teinte rouge foncé, la gangrène s'y annonce bientôt par des phlyctènes (la cristalline de *Hall, gentilhomme cultivateur*) (1); l'animal éprouve d'ailleurs tous les symptômes que nous avons décrits dans l'article troisième; il cesse de manger, il s'arrête, s'agite, paraît beaucoup souffrir; la mort est prochaine après l'apparition de ce mal, mais toujours moins rapide que dans la variété précédente. Il n'attaque également que les animaux les plus robustes.

77. Cette maladie paraît être très-contagieuse dans les pays chauds. Elle se communique avec facilité, à l'espèce humaine même. Elle est très-rare en Provence. Cependant plusieurs bergers m'ont dit l'avoir vue, et qu'aussitôt que le corps était pourpré, ils se hâtaient de tuer le mouton, la tradition de la contagion de ce mal s'étant conservée parmi eux : ils l'empêchent ainsi de se multiplier par le contact, et même de se développer sur l'individu. On voit, dans les anciens, que, quand l'*ignis sacer* se portait avec force sur quelque membre, l'animal en était quitte pour le perdre; mais je pense que l'on ne voudra jamais courir cette chance, et que l'on adoptera la précaution de nos bergers. Cette variété doit être plus fré-

_____

(1) *Paulet.* T. II, p. 287.

6

quente sur les espèces à peau fine; les nôtres
l'ont si épaisse et si dure, qu'il n'est pas étonnant
que le mal se fixe dans le tissu cellulaire.

ARTICLE V. *Gastro-entéritis gangréneux, avec
infiltration cutanée ou sous-cutanée.*

78. Quelquefois les symptômes internes res-
tant les mêmes, l'épiderme se couvre d'ampoules
qui se crèvent, et dont il sort une sérosité âcre ;
la peau qui est au-dessous cesse d'adhérer aux
parties subjacentes, se dessèche , se couvre de
taches noires, se gangrène enfin; et, en la tou-
chant, on la sent crépiter comme un parchemin
(*charbon essentiel avec taches noirâtres , et charbon
blanc de* CHABERT). Cette espèce attaque principalement la tête des moutons : l'humeur corrosive se répand sous l'oreille , dans l'orbite , et
détruit rapidement tous les organes qu'elle touche.
L'animal tombe étourdi, les convulsions succè-
dent, la maladie se prolonge deux ou trois
jours (1).

79. C'est à cette variété que je dois rapporter
un cas fort singulier, annoncé par M. *Clos* (2) :
il se faisait sous le ventre, autour de l'ombilic,

_____

(1) *Chabert. Instructions vétérinaires.* 1790. p. 141.
(2) *Gohier Mémoire.* T. II, p. 120.

une crevasse fongueuse de laquelle s'écoulait d'a-
bord une sérosité, et qui donnait issue aux intestins et à l'épiploon ; quelques moutons cependant mouraient sans qu'aucun viscère eût paru
au - dehors. Certains vivaient encore quelques
jours, entraînant à terre tous leurs boyaux. A l'ouverture, on trouvait des points gangréneux sur
les viscères du bas-ventre, spécialement sur les
intestins grêles et le mésentère ; tout le reste était
sain. Ce mal très-contagieux dura pendant deux
ans dans une métairie et dans la voisine ; il
s'étendit aux vaches, aux cochons, aux chiens,
aux chats, aux oies, canards, dindons. Les
hommes furent toujours épargnés. Mais il paraît
que les animaux transportés hors de cette localité cessèrent d'en être affectés ; ce qui me fait
soupçonner une cause endémique bien plus active que la contagion : ce cas très-curieux n'a
jamais été bien éclairci, et ne s'est plus repré-
senté.

80. En général, la variété dont nous parlons
dans cet article n'est contagieuse que quand
l'humeur corrosive s'est fait jour à l'extérieur ;
jusque-là elle ne paraît pas pouvoir se communiquer. Ses effets sont effrayans à voir ; mais
d'autant moins dangereux au reste du troupeau, que cet aspect hideux ne manque pas de

6 *

prémunir contre la communication, et de décider
à l'assommement; ressource la plus utile dans les
maux de cette nature.

Article VI. *Gastro-entéritis gangréneux, avec pustule maligne ou charbon.*

81. La variété qui a servi si long-temps de
type à toute l'espèce, celle qui est accompagnée
de pustule maligne ou charbon, se montre fréquemment en Languedoc et en Roussillon, beaucoup plus rarement en Provence : ce que je
pense devoir attribuer à la plus grande finesse
de la peau des animaux de ces premières provinces, qui permet aux éruptions de se faire jour
au-dehors. L'animal cesse de ruminer et de manger; il se manifeste aux parties dénuées de
laine une tumeur dure, circonscrite, dont le
centre est marqué d'un point noir; autour paraissent des phlyctènes; il se forme un engorgement
dans le tissu cellulaire subjacent; le charbon ou
point noir s'étend, et paraît pousser devant lui
les phlyctènes, qui gagnent du terrain. Il arrive
alors, ou que la gangrène se borne, que la portion occupée par la tumeur tombe, et laisse à nu
une ulcération profonde, qui fournit une suppuration abondante, et amène ainsi la guérison de
l'animal; ou bien la tumeur s'étend et amène

une gangrène générale et la mort de l'animal.
Les symptômes généraux sont une constipation
opiniâtre, le météorisme, et des coliques violentes.

82. Quelquefois le charbon survient aux extrémités, principalement aux postérieures ; l'animal paraît souffrir les plus vives douleurs pendant onze ou douze heures ; la gangrène survient,
le sabot tombe, et l'animal meurt. La marche
de la maladie est assez rapide dans les bêtes à
laine, mais toujours beaucoup moins que la
première forme ; celle de gastro-entéritis sans
désordre extérieur apparaît, et avec simple infiltration sanguine du tissu cellulaire (1). Aussi,
les désordres viscéraux sont ordinairement moins
considérables, les lésions moins complètes, et
la révulsion paraît s'opérer plus convenablement
à l'extérieur. Ce cas et celui de glossanthrax
sont ceux qui offrent le plus d'espérance de guérison.

83. Jusqu'ici nous avons vu le charbon acquis
par des causes internes devenir contagieux. Mais
qu'arrive-t-il quand un animal acquiert la contagion ? La maladie débute-t-elle par un gastro-
entéritis avant de se montrer à l'extérieur sous

_____

(1) *Chabert. Instructions vétérinairas.* 1790. P. 143.

forme exanthématique? Il paraît, d'après tous
les renseignemens que j'ai pris, que le charbon
acquis par la contagion est bien plus facile à guérir
que celui qui provient d'une cause interne, et
qu'ainsi la généralité de l'organisation est moins
promptement affectée. Cependant il paraît que
l'action portée sur le système de la peau et accompagnée de dureté, de phlyctènes, de gangrène, excite également une réaction sympathique inverse sur le tube intestinal, qui participe
aussi aux désordres de la peau.

ARTICLE VII. *Gastro-entéritis avec Glossanthrax.*

84. Dans bien des épizooties, il arrive que
le charbon se montre dans la bouche, et plus
encore à la langue, ou dans l'anus, sous forme
d'une ou plusieurs vésicules, et d'une induration
générale ou locale de la langue ou de l'anus,
symptômes qui annoncent l'inflammation du tube
intestinal, et précurseur de la gangrène, qui survient bientôt. Quand ces phlyctènes ou ces tumeurs viennent à s'ouvrir, il en sort une humeur
âcre, caustique, qui ronge la langue, détruit le
palais, et produit les plus grands ravages. Le
dégoût, la tristesse, la fièvre ardente, tout annonce la souffrance de l'animal, et l'autopsie,
en nous montrant tout le trajet intestinal en-

flammé ou gangréné, nous prouve assez que le
glossanthrax ne montre à l'extrémité de ce tube
que les mêmes phénomènes qui se passent à l'intérieur. On a écrit aussi que la gangrène ne
s'établissait dans les estomacs que quand l'humeur des phlyctènes y avait pénétré. Cette opinion ne pouvait être admise qu'autant qu'il
aurait été reconnu que le glossanthrax n'était
d'abord qu'une maladie locale qui ne s'étendait
pas à tout le système digestif: c'était celle des
médecins de Genève, qui s'appuyaient principalement sur ce que le lait des femelles attaquées
n'avait rien de nuisible (1); mais *Brugnone* (2)
combattit cette manière de voir par l'examen des
corps morts, et les désordres qu'il trouvait dans
les viscères les plus essentiels à la vie. D'ailleurs
si la maladie était simplement locale, et qu'il
fût si facile de guérir l'animal en crevant le
phlyctène, elle serait moins redoutée, et ne cau-
serait pas les immenses ravages qu'on lui attribue.

85. Il faut convenir cependant que l'inflammation des intestins manque ici de cette violence
qui fait naître le consensus sympathique des
autres organes et sur-tout de la peau, et de

_____

(1) *Maladies du bétail*, p. 251 et 258.
(2) *Trattato delle razze*, p. 485.

cette rapidité qui emporte les animaux en quelques heures; que les cas de guérison sont assez
fréquens, et qu'en effet la plus grande inflammation se manifeste aux extrémités du tube intestinal. Mais il faut d'autant plus craindre la
contagion du glossanthrax, que sa marche est plus
longue, que la salive paraît accompagnée des
qualités malfaisantes qu'elle transmet aux fourrages que l'animal mange, et qu'il continue à
manger beaucoup plus long-temps que dans les
autres variétés.

Article VIII. *Causes du Charbon.*

86. Nous savons déjà que le charbon se développe spontanément et par des causes générales
sur les animaux, et qu'il devient contagieux dès
qu'il revêt des formes exanthématiques et passe
à la gangrène : de là deux sortes de causes que
nous devons examiner, celles qui produisent le
premier développement du mal, et celles qui
tiennent à la nature du virus qui le communique,
à son mode d'inoculation et d'action.

87. Les auteurs ont assigné une multitude de
causes au développement primitif du charbon, et
je crois en effet qu'elles sont très-variées; les
brouillards, les mauvaises qualités du fourrage,

les eaux malsaines , les plantes malfaisantes, le
mauvais air, ont bien pu causer le charbon, comme
l'ont dit la plupart des vétérinaires ; mais chaque
cas exige une analyse particulière et assez délicate
pour saisir avec certitude la cause actuelle du mal.
Nous ne nous contenterons donc , dans aucun cas,
de ces expressions vagues qui témoignent l'in-
curie de celui qui·s'en sert ; nous rechercherons
avec soin toutes les données du problème pour
en donner une solution exacte.

88. Ainsi, quand *Brugnone* (1) , cherchant à
reconnaître la cause d'une mortalité de brebis,
les ouvrait, trouvait les symptômes d'un gastro-
entéritis, il se transportait sur les pâturages , en
examinait la nature, et les trouvait composés en
grande partie de renoncules des champs (*Ranuncu-
lus arvensis*); quand ensuite il cueillait cette plante,
la donnait aux brebis, il s'apercevait qu'elles la
mangeaient sans répugnance , et n'étaient point
averties par leur instinct de ses qualités malfai-
faisantes : *Brugnone* alors agissait en vétérinaire
instruit, qui ne se borne pas à consulter de son
cabinet un tableau météorologique, et à affirmer

---

(1) *Mémoires de l'Académie de Turin.* 1788 et 1789;
et *Instructions vétérinaires.* 1792. P. 294.

que les brouillards du printemps ont causé la mortalité. J'ai trouvé, ce printemps, par une analyse pareille, que quelques plantes d'*euphorbia serrata,* dispersées sur les pâturages secs, étaient broutées par les moutons affamés, et qu'ils tombaient aussitôt du *sang de rate* (le bescle); tandis que les bêtes qui avaient été bien nourries l'hiver, refusaient la plante et n'en étaient pas attaquées. Dans les pâturages frais, cette plante était remplacée par l'*euphorbia peplis,* qui causait de pareils ravages. En écoutant seulement les vagues indications des bergers, j'aurais accusé la situation de la bergerie, ou peut-être même les eaux dans lesquelles les perdrix avaient bu (1), d'une inflammation d'entrailles.

89. Mais il est des cas beaucoup plus difficiles à analyser, et dans l'impossibilité où je suis de donner une formule générale applicable à des circonstances si variées, je dois au moins donner un exemple de la manière de les reconnaître. Plusieurs sections du territoire d'Orange sont sujettes au gastro-entéritis de la première variété (le bescle), tandis que d'autres en sont totalement exemptes; plusieurs pays environnans en éprouvent les ravages, tandis qu'il est inconnu

(1) *Paulet.* T. II, p. 265.

dans les pays voisins. J'ai donc dû examiner les particularités de cette maladie endémique. Remarquons d'abord que, dans ces sections, les chevaux et les moutons y sont également sujets.

90. J'ai soigneusement examiné les diverses circonstances des *applicata, ingesta,* etc. Ainsi, 1°. l'*air* ne peut être la cause du mal, car les hommes et les carnivores y ont une santé très-ferme, un très-bon coloris, et l'air affecterait également ces espèces, comme il arrive dans les pays exposés aux effluves infectes. D'ailleurs, les effluves ne paraissent pas pouvoir développer des affections aussi violentes sur les brebis, et l'expérience des pays les plus malsains nous prouve qu'elles n'y acquièrent que la pourriture; 2°. l'eau: les quartiers où le charbon est endémique sont remplis d'excellentes sources qui servent à abreuver toutes les sections inférieures, qui ne sont pas sujettes au charbon, et même la ville d'Orange. Ces sources ne produisent d'ailleurs aucun effet fâcheux sur les espèces non herbivores. On a essayé à plusieurs reprises de changer l'eau destinée à la boisson des animaux, sans produire aucune diminution dans la mortalité; 3°. le logement: on a attaché une grande importance à la nature du sol sur lequel était établie la bergerie. *Fou-*

geron de Bondaroy nous dit (1) que, dans le Gâti-
nais, on donne le nom de maladie rouge au
gastro-entéritis gangréneux sans éruption, il est
aisé de le reconnaître à sa description abrégée.
Après en avoir accusé successivement le sainfoin ,
le trèfle , etc.., il convient que la nourriture
substantielle ne peut en être la cause, puisque
beaucoup de bergeries sont épargnées, quoique
usant du même régime; et il expose ensuite que
les fermiers croyaient dans le pays que le mal
dépend d'une certaine *terre rouge ,* qui fait le
fond de la bergerie ; que M. *Duhamel* ayant fait
remplacer cette terre par des graviers, cessa de
perdre des animaux du charbon ; mais cependant
qu'un fermier qui imita M. *Duhamel,* continua
à perdre des moutons. Je pense que le fait a été
trop légèrement observé ; d'ailleurs, la terre sur
laquelle nous perdons des bêtes à laine est blanche;
et pour être bien sûrs qu'elle n'était pas la cause
du mal, nous avons imité M. *Duhamel,* et après
avoir fait enlever deux pieds de terre de la bergerie , nous l'avons fait remplacer par autant de
gravier, pris dans une situation saine. Cette opération a bien desséché la bergerie, et lui a été

(1) *Société d'Agriculture de Paris ,* *trimestre Hiver.*
1786, p. 144.

sans doute avantageuse, mais elle ne nous a
pas mis à l'abri du danger. Plusieurs voisins ont
répété l'expérience, mais aussi infructueusement.
On ne s'est pas encore borné là : la situation des
ouvertures a été changée ; les arbres qui faisaient
abri à la bergerie ont été abattus ; les fumiers
ont été enlevés de la cour, et placés à plus de
cinquante toises de la ferme ; la litière a été
enlevée tous les deux ou trois jours sous les moutons. On a pris enfin de telles précautions, qu'elles
pouvaient paraître minutieuses et exagérées : on
a été jusqu'à faire, tous les deux ou trois jours,
une fumigation de gaz nitreux ; on a changé de
bergerie, et l'on a transporté les moutons sous
un hangard ouvert ; enfin on en est venu à les
faire parquer entièrement : la mortalité a continué ou a cessé suivant des circonstances tout-
à-fait étrangères aux bâtimens.

91. Pour arriver à connaître la cause cachée
de l'épizootie, il fallait faire une distinction.
Pendant une saison, en été, les moutons tombaient seuls ; mais en hiver c'étaient les moutons
et les chevaux. J'ai donc dû examiner ce que ces
animaux avaient de commun dans cette dernière
saison ; c'était la nourriture à la paille, qui avait
lieu pour les solipèdes : dès que les travaux de
la campagne cessaient, on croyait pouvoir leur

donner une nourriture moins substantielle, et
pour les bêtes à laine dès que le mauvais temps
les tenait renfermées. En examinant la paille il
a été facile de reconnaître qu'elle était rouillée :
j'ai donc été conduit à juger que la paille rouillée
était cause de l'endémie; ce qui explique comment
elle disparaît pendant des années entières pour
reparaître quelques années plus tard avec la
même fureur, selon que la production du *Rubigo*
a eu lieu ou non.

92. A l'égard de la mortalité d'été pour les
moutons, il était remarquable que dans cette situation elle se faisait sentir à deux époques; elle
commençait au moment de la première pousse des
herbes et jusqu'à la moisson, mais avec peu d'intensité. Les moutons mangent alors sur les ja-
chères, et y trouvent, mais de loin en loin, quelques plantes malfaisantes qu'ils laissent rarement
se développer assez pour être bien dangereuses; le
cas de l'empoisonnement est donc encore rare.
Mais à peine les blés sont-ils coupés, que les
troupeaux entrent sur un terrain couvert d'herbes
venues et grandies à l'abri des blés : alors commence la scène de ravage. L'ivraie, les adonides,
les potentilles, les orobanches, etc., couvrent le
sol et multiplient les victimes. *Ens* reconnaissait

une pareille cause à l'épizootie d'*Halberstadt*(1).
Quant à nos paysans, ils attribuent la mortalité
au grain que les troupeaux trouvent sur les chaumes ; mais cette cause serait commune aux diverses sections du territoire qui laissent pâturer
librement, à leurs moutons, les épis échappés
aux glaneurs. Je pense donc qu'elle est inadmis-
sible, et que la véritable cause est bien celle que
mon analyse m'a fait reconnaître. Il ne s'agit plus
de savoir jusqu'à quel point il est possible, dans
l'état actuel de l'agriculture, de renoncer à la
fatale ressource de ces chaumes souillés de mauvaises herbes. Ce conseil, mis à l'épreuve, a été
reconnu bon; mais le paysan objecte toujours que
les animaux soumis à l'expérience auraient également échappé à la maladie sur les chaumes ; et
il se cramponnera long-temps encore à tous les
raisonnemens qui pourront éloigner sa conviction,
dans l'impossibilité où il croit être de remplacer
une ressource perfide.

93. Il est facile d'expliquer comment toutes les
bêtes soumises à ce mauvais régime n'en ressen-
tent pas les mauvais effets, le naturel plus irritable des bêtes jeunes et fortes les rend plus
susceptibles de l'impression du poison, et d'ailleurs

(1) *Paulet*. T. Ier, p. 265.

chez elles, l'instinct est moins développé, l'expérience n'est pas acquise comme chez les bêtes
âgées, qui connaissent les plantes qu'elles doivent
rejeter. Les terrains où se reproduira si fréquemment les maladies dont il est question, sont des
fonds d'anciens marais desséchés, où les influences
locales doivent disposer, plus facilement qu'ailleurs les blés à se charger de rouille et d'autres
petits cryptogames dangereux, et donner naissance à une plus grande quantité de plantes malfaisantes. Mais, comme je l'ai dit plus haut, les
faits sont si variés, les circonstances si diverses,
les causes d'empoisonnement si nombreuses, qu'il
faut examiner les faits dans chaque localité, les
analyser avec lenteur, avant de se presser de ne
rien affirmer, et attacher d'autant plus d'importance à saisir l'analogie des maladies, sur-tout
quand il s'agit de médecine vétérinaire appliquée
aux troupeaux, que c'est sur les méthodes préservatives que doit être fondée cette médecine.

ARTICLE IX. *Contagion du Charbon.*

94. Nous avons déjà dit que le gastro-entéritis sans éruption n'était pas contagieux, et des
milliers de faits ne me laissent aucun doute sur
cette proposition, qui, d'ailleurs, est admise par
nos bergers, fort portés à attribuer à la contagion

toutes les maladies de leurs troupeaux. Il paraît
difficile, en effet, qu'un animal frappé comme
d'un coup de foudre, cessant de manger, de ruminer, mourant au bout de peu d'instans, et ne
donnant issue à aucune humeur virulente, pût infecter le reste du troupeau autrement que par les
miasmes entraînés par l'humidité de la respiration. Mais le poumon est l'organe le moins ordinairement affecté dans cette maladie ; ainsi ces
miasmes ne peuvent s'y former : la non contagion
de ce charbon interne n'est donc pas difficile à
expliquer.

95. Mais existe-t-il dans le sang, dans la peau,
dans les chairs de l'animal mort un principe délétère qui puisse atteindre l'homme ou l'animal
qui le toucherait, l'écorcherait, ou manierait sa
peau ? On cite des faits assez nombreux de ce
genre pour les autres variétés du charbon, mais
non pas le charbon interne à gatro-entéritis sans
éruption. Tous les jours, nos bergers et les équar-
risseurs dépouillent les moutons et les chevaux
morts de cette maladie ; les cadavres sont constamment exposés aux chiens ; nos vétérinaires plongent
les bras dans les corps morts pour en faire l'ouverture, et il ne s'est jamais manifesté aucun accident. (*Voy.* la note de la page 99 ; il paraît que le
sang chaud est très-malfaisant). La violence de

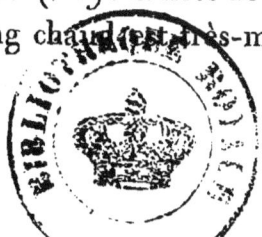

la maladie accable sans doute l'animal, avant que les humeurs et les chairs aient le temps de se pervertir.

96. Il n'en est pas de même des autres variétés. Dans le glossanthrax, par exemple, l'animal attaqué continue à manger pendant un long période; une bave épaisse tombe de sa bouche, souille probablement les herbes qu'elle touche, et doit communiquer le mal aux autres moutons qui suivent le malade sur le pâturage. Aussi cette forme est-elle des plus contagieuses et cause des épizooties redoutables, comme nous le voyons dans les auteurs qui ont traité des maladies épizootiques. Quant au charbon proprement dit et à l'érysipèle, dès le moment qu'il y a des exanthèmes et qu'ils ont passé à l'état de gangrène, leur effet doit être parfaitement semblable à celui de toutes les plaies gangréneuses, dont l'humeur, mise en contact avec un animal sain, provoque une plaie gangréneuse, ainsi que le savent fort bien les anatomistes-pratiques. Il n'est donc pas étonnant que les chairs crues du mouton infecté du charbon extérieur, que les laines et les peaux qui proviennent de sa dépouille, produisent des charbons malins sur les hommes et sur les animaux qui les touchent.

97. Les chairs du mouton mort du charbon

interne (gastro-entéritis sans éruption) ne sont nullement dangereuses quand l'animal a été saigné au moment de sa mort (1), et qu'elles sont cuites : on en fait journellement usage dans nos fermes. En Languedoc, les bergers se font apprêter quelquefois le charbon des bêtes à laine et disent que c'est un morceau délicat. *Deydier* faisait manger à des chiens les bubons pestilentiels, sans qu'ils en éprouvassent aucun mauvais effet (2); tandis qu'ils leur inoculaient la peste avec l'humeur qui en découlait, appliqués à la surface du corps. Les animaux morts du glossanthrax en 1714 furent constamment mangés à Genève sans qu'il en résultât aucun accident (3). *Toggia* nous ap-

_____

(1) Au moment où je termine ceci, j'apprends qu'une femme ayant saigné un mouton mort du *bescle*, et ayant laissé tomber deux seules gouttes de sang sur sa main, il est survenu deux pustules malignes aux endroits où elles étaient tombées. Le mouton, qui a été mangé, n'a causé aucun accident. Il paraît donc que le sang chaud de l'animal attaqué de cette maladie a des dispositions gangréneuses qu'il est susceptible de communiquer : ce qui explique comment les ouvertures faites après la coagulation du sang n'ont causé aucun accident.

(2) *Abrégé des Transact. philos. et chirurg.*, 7e part., page 169.

(3) *Réflexions sur les maladies du bétail*, p. 251.

7 *

prend que les chairs des bœufs qui succombent au charbon sont mangées par les paysans piémontais, et qu'il n'en résulte d'autre mal que des indigestions quand ils en prennent outre mesure (1). D'un autre côté, des bouchers sont tombés malades pour avoir dépecé des bœufs morts du charbon ; tandis que ceux qui en ont mangé la chair n'ont rien éprouvé (2). Il paraît donc que la contagion est contractée par les voies absorbantes et non par les voies digestives, surtout quand la coction est venue encore modifier les qualités délétères du virus.

ARTICLE X. *Traitement.*

98. On doit s'attacher d'autant plus au traitement prophylactique, que la maladie paraît plus à craindre, et que quand une fois elle a éclaté, la violence de ses symptômes, la rapidité de sa marche ne présentent d'espoir de curation que dans un petit nombre de cas les moins graves. Les moyens préservatifs ont pour objet de prévenir la contagion, ou d'empêcher la première invasion de

(1) *Morbi Contagioni. Torino*, 1805, p. 44.

(2) *Morand, Mém. de l'Acad. des Sciences*, 1766, p. 315.

la maladie. On prévient la contagion, dans les cas où elle est à craindre, en séquestrant les troupeaux, en les éloignant des pâturages et des abreuvoirs communs. On ne saurait ici conseiller l'assommement des bêtes malades quand on peut encore conserver quelque espoir de guérison, la contagion ayant ici bien moins de facilité à se répandre, que dans l'épizootie gangréneuse des bœufs. Ce n'est donc que dans les cas extrêmes et dans les variétés les plus malignes, que l'on recourra à ce moyen violent.

99. Les moyens préservatifs, qui ont pour objet d'empêcher la première invasion de la maladie, doivent être dirigés d'après l'analyse des causes, que l'on doit faire attentivement. Mais, en attendant d'avoir trouvé la véritable étiologie, on s'attachera à varier, 1°. *la nourriture* : ainsi, si le troupeau va au pâturage, on le menera dans des quartiers différens de ceux où il se tenait ordinairement, et si ce changement ne réussit pas, on le nourrira dedans, ou au moins on lui ôtera la grosse faim en lui donnant une ration avant de l'envoyer paître ; s'il est nourri dedans, on changera sa nourriture ; est-il nourri à la paille : on lui donnera de la paille d'un autre quartier plus sain, ou du foin naturel ou artificiel ; 2°. *l'eau* : on cherchera à l'abreuver dans des sources ou dans

des fossés éloignés de ceux où il s'abreuvait ; 3°. *les bergeries* : on en éloignera les eaux croupissantes, les fumiers et autres causes de mauvaises odeurs ; on y pratiquera de nombreuses ouvertures. L'expérience nous ayant appris que les animaux faibles et vieux sont moins sujets à la maladie, on les affaiblira tous de dessein prémédité par l'usage interne des tempérans, comme l'eau acidulée ; de légers laxatifs, comme le sel (1) ; par la saignée, et enfin par les sétons passés sur la poitrine. *Gilbert* croit même l'usage de ce préservatif si indiqué, qu'il assure n'avoir jamais vu mourir un animal attaqué du charbon, après avoir pris cette précaution (2). On pourra aussi passer, au lieu de cordon, dans le séton un morceau de racine d'ellébore, et enfin on pourra lier la queue selon la méthode usitée des bergers.

100. Quant aux moyens de curation, il faut examiner séparément les différentes variétés de maladies : d'abord, le *gastro-entéritis* sans éruption, mais avec infiltration sanguine de la peau, se présente avec tant de gravité dès le début, qu'on

---

(1) Je ferai part à la Société d'une série d'expériences qui constatent cette propriété du sel de cuisine administré aux moutons.

(1) *Gilbert, Traité du Charbon.*

ne peut fonder aucun espoir de salut sur les moyens les plus énergiques. La saignée et le séton ne produisent que des extravasations sanguines; le vésicatoire, des tumeurs gangréneuses quand il a le temps d'agir; les ligatures, une prompte gangrène. Les remèdes internes n'ont pas un effet assez prompt pour un cas aussi grave : aussi n'ai-je connaissance d'aucun remède qui ait réussi dans ce cas désespéré. On pourra, cependant, essayer ceux que nous conseillons pour des cas moins urgens, si l'on est déterminé à tenter quelques secours.

101. L'érysipèle gangréneux est d'une nature si grave, sa contagion paraît si dangereuse, qu'on doit recourir de suite à l'assommement sans se livrer à des moyens curatifs, et qu'on doit s'appliquer à préserver le troupeau des causes qui l'ont produit.

102. Quand il existe une infiltration sous-cutanée qui se manifeste par la crépitation 78 et suiv., on doit donner jour à l'humeur par de fréquentes scarifications, pansées avec la teinture d'aloës; on cherchera à borner les escarres en appliquant le feu sur toutes les surfaces malades, à l'effet de provoquer la séparation prompte de la partie gangréneuse de celle qui est encore vive. Les bêtes, qui seront d'ailleurs séparées avec soin,

seront traitées intérieurement comme nous allons
le décrire pour le charbon avec bubons externes.

103. Quant aux animaux chez qui le charbon
se manifeste avec des bubons et les autres symptômes que nous avons décrits plus haut 81 et suiv.,
il présente beaucoup plus d'espoir de guérison
que les autres variétés, et l'on peut se livrer avec
quelque confiance aux moyens curatifs. On extir-
pera la tumeur charbonneuse aussitôt qu'elle pa-
raîtra, et avant qu'elle ne passe à la gangrène ;
on cautérisera avec le cautère actuel la plaie qui
en résultera. Si, après l'extirpation, le mal
étendait ses progrès, on renouvellerait l'application du feu à toutes les parties affectées ; on
pansera les plaies cautérisées avec l'onguent digestif. A l'intérieur, on administrera un grand lavage de l'eau gélatineuse, que l'on se procure en
faisant bouillir des boyaux, ou en faisant dissoudre de la colle de poisson ou de la bonne colle
forte dans l'eau bouillante, que l'on laisse re-
froidir jusqu'à ce qu'elle soit tiède ; on peut se
servir de l'eau de mousse, à défaut des autres res-
sources. On administre plusieurs lavemens de la
même eau. On peut aussi employer l'eau acidulée avec l'acide sulfurique ; mais il faut la
goûter pour s'assurer qu'elle est acidulée au degré
convenable. L'usage des acides ne doit pas être

continué, mais employé seulement dans les premiers momens pour abattre la force de l'inflammation.

La théorie de la maladie que nous avons eu occasion de développer (art. 11), doit nous mettre en garde contre l'administration des sudorifiques violens prônés par *Chabert*, dans la supposition qu'il s'agissait de pousser un virus du centre à la circonférence. Ces moyens, employés dans les solipèdes, m'ont toujours paru redoubler les coliques de l'animal et accélérer sa fin.

104. Dans le glossanthrax, on s'empressera de chercher la vésicule de la bouche, et on donnera jour à l'humeur délétère qu'elle contient, en tenant la tête de l'animal basse pendant l'opération, qui se pratique avec des ciseaux, afin qu'il ne puisse pas l'engloutir. Comme dans cette variété, la guérison est beaucoup moins douteuse après l'opération, on aura grand soin de l'animal; on lui donnera pour nourriture de l'eau blanchie avec la farine d'orge, et on lui administrera les secours internes décrits plus haut, 103; enfin, on passera des sétons au poitrail, qui produiront ici un effet d'autant meilleur, qu'il n'existe point d'irritation sympathique dans le tissu cellulaire, et que le degré de l'inflammation étant moindre,

il pourrait agir comme dérivatif sans provoquer la gangrène.

~~~~~~

CHAPITRE II.

Le Claveau.

ARTICLE PREMIER. *Histoire du Claveau.*

105. Le claveau est une maladie cutanée, éruptive, inflammatoire, contagieuse, qui se manifeste sur le corps du mouton par des pustules dures et sensibles de diverses grosseurs. Ces pustules pénètrent bien avant dans le tissu cellulaire. On leur a trouvé quelque ressemblance, par leur dureté et leur forme, avec des clous qui couvriraient l'animal ; et du mot latin *clavus* on a fait dériver le nom de claveau, sous lequel on connaît généralement cette maladie.

106. On a vainement cherché dans l'histoire et dans les auteurs anciens l'origine du claveau, comme celle de la petite vérole. *Virgile, Columelle* et les autres anciens qui ont parlé des maladies du bétail, gardent le silence le plus profond sur celle-ci. Mais, vers la fin du 15e. siècle, le silence

est tout-à-coup rompu sur l'une et l'autre de ces
maladies, sans qu'on sache de quelle source elles
ont pu provenir. Je crois que la plus ancienne
mention qui soit faite du claveau, est celle qui
se trouve dans l'ancienne farce de l'*Avocat pa-
telin*, qui dut être jouée avant l'an 1460, la première édition de cet ouvrage étant faite sur un
manuscrit de cette année (1). On y voit que le
claveau devait alors sévir sur les troupeaux, puisqu'*Agnelet* lui imputait une mortalité considérable : cette source très-connue n'avait pas été
citée par *Paulet*. C'est un auteur burlesque qui
nous parle le premier de la clavelée après *Agnelet*.
Dans le siècle suivant, *Robelni*, en parlant de ceux
qui font des souhaits exagérés, nous dit que le
plus souvent il ne leur en advient que le *tac* (la
gale) et la *clavelée* (2) ; il écrivait vers l'an 1545,
85 ans après le manuscrit de l'*Avocat*. Mais le premier auteur de médecine qui en fasse une mention expresse est *Laurent Joubert,* qui écrivait,
en 1578, son *Traité de la Peste,* où il disait :
Monspelienses pestem pecoribus familiarem, pico-

---

(1) *Laharpe, Cours de Littérat.* , 2ᵉ. partie, chap. 7,
sect. Iʳᵉ. ; et *Suard , Mél. de Littérat. histor. du Théât.
franç.* , t. IV, p. 36.

(2) *Nouveau Prologue du* 4ᵉ. *livre de Pantagruel.*

tam appellant (1). C'est encore sous le nom de picote que le claveau est connu dans les contrées méridionales de la France.

107. L'origine de la maladie n'en reste pas moins dans les ténèbres; mais il est évidemment faux qu'elle prenne son origine de la variole, des dindes, oiseaux d'Amérique, qui furent transportés en Europe dans le seizième siècle (2); c'est-à-dire un siècle au moins après la première mention faite de cette maladie par l'auteur de l'*Avocat;* et s'il était prouvé qu'elle fût identique avec la petite vérole, on pourrait conjecturer qu'elle s'est introduite en Europe, dans le temps des croisades, par ces armées de pélerins, que la malpropreté, l'entassement et la fréquente misère rendirent les victimes des maladies exanthématiques, si fréquentes en Syrie de temps immémorial, selon le témoignage des livres les plus antiques (3). M. *Godine* a déjà beaucoup fait pour prouver cette identité, en inoculant du virus de la petite vérole humaine sur des brebis, chez lesquelles il détermina une éruption de claveau

---

(1) *De Peste*, lib. II.

(2) *Buffon*, *Hist. nat. du Dindon.*

(3) *La Bible*, le livre de Job, *et alibi.*

véritable (1). Mais on sait que *Camper* n'avait pas été si heureux (2), et ces essais n'ont pas réussi non plus à *Brugnone* (3) : ainsi, les expériences de M. *Godine* ont besoin d'être répétées avec plus de soin. Mais la marche de la maladie est tellement la même dans l'espèce humaine et dans les bêtes à laine, qu'il y a les plus grandes probabilités pour leur exacte identité, et que l'origine que nous lui assignons ici pourrait bien n'être pas dénuée de fondement.

108. Selon M. *de Carro*, la petite vérole, de même que le claveau, prendraient leur origine dans la maladie des chevaux connue sous le nom d'*eaux aux jambes*. Les expériences intéressantes de M. *Loy* (4) tendraient à prouver que les eaux aux jambes développent sur l'espèce humaine des pustules qui préservent de la petite vérole, mais qui dans leur marche n'ont rien de commun avec cette maladie, et ressemblent plutôt à la vaccine. M. *Godine*, ayant inoculé des moutons

---

(1) *Godine, Expér. sur la Vacc. des bêtes à laine,* p. 17.

(2) *OEuvres de Camper,* t. II, p. 327.

(3) *Mem. della Soc. agraria di Torino,* t. IX, p....; et dans les *Annales d'Agric,* t. IV, p. 373.

(4) *Bibl. britann.;* Sciences, t. XXI, p. 389 et suiv.

avec de la sérosité des eaux aux jambes, obtint
également des pustules semblables à la vaccine, et
nullement au claveau. Ainsi l'assertion de M. *de
Carro* est contredite par le témoignage de l'expérience.

109. La découverte de la vaccine, en donnant
occasion d'examiner les varioles des différentes
espèces d'animaux, a produit un grand nombre
d'écrits sur le claveau : l'embarras serait de citer
tout ce qui a été fait à cet égard. Mais en parcourant pas à pas la carrière que nous nous
sommes tracée, nous aurons occasion de rappeler
les travaux les plus distingués qui ont servi à
éclairer notre marche.

ARTICLE II. *Division du Claveau.*

Du Claveau régulier bénin.

110. On a proposé une multitude de divisions
du claveau. Les uns le distinguaient en bénin et en
malin, d'autres en cristallin et en malin, d'autres
en faisaient encore un plus grand nombre d'espèces, en considérant à part chaque complication
et chaque partie du corps où il paraissait. Gilbert
s'est plus rapproché d'une bonne méthode, en

_____

(1) *Bibl. brit.*, Agric., t. VIII, p. 201-203.

n'admettant que le claveau régulier, qui parcourt régulièrement ses périodes, et le claveau irrégulier, dont la marche est anomale, ou qui subit diverses complications. Par le moyen de cette division, nous commençons à étudier la maladie dans toutes ses simplicités, et nous parvenons ensuite à connaître les diverses modifications qu'il éprouve. Mais le claveau régulier lui-même doit être distingué en deux espèces selon le plus ou le moins d'intensité des phénomènes inflammatoires; ce qui nous donnera la division très-utile dans la pratique, du claveau régulier et du claveau régulier benin et inflammatoire.

111. Le cours du claveau régulier benin est de quinze à dix-huit jours et se divise en quatre périodes. 1°. *Le période d'invasion.* L'animal perd l'appétit, devient triste, paraît souffrant, porte la tête basse, se soutient à peine; il est très-altéré; le pouls et le flanc sont pressés; les brebis pleines sont sujettes à avorter dans ce période, ou au moins dans le suivant. Ce période dure de deux à quatre jours, et les symptômes vont toujours croissant jusqu'au moment de l'éruption.

112. 2°. *Le période d'éruption.* L'animal paraît cesser de souffrir, il reprend de l'appétit, son pouls et son flanc semblent avoir repris leur marche habituelle, les lèvres se tuméfient, et il

y. a un écoulement muqueux des naseaux ; le ventre est tendu ; la peau de l'animal se couvre, principalement aux parties dégarnies de laine, de taches rougeâtres, qui s'élèvent, durcissent et forment des boutons variables en nombre, en grosseur, en forme, depuis un seul bubon de la grosseur d'un écu jusqu'à une foule de petits boutons de celle d'un grain de millet : les uns ronds, les autres aplatis ou longs, réunis en groupe, ou isolés. Les pustules durent ainsi enflammées et dures pendant quatre ou cinq jours.

113. 3°. *Le période de suppuration.* Les boutons blanchissent, se remplissent de pus ; le pouls reprend de la fréquence ; la respiration devient pénible, le flanc agité ; l'animal perd de nouveau l'appétit et est très-altéré : ce période dure trois à quatre jours.

114. Enfin *le période d'exsiccation.* Les boutons se dessèchent ; l'épiderme qui les recouvrait forme une croûte, qui tombe quelquefois avec la laine. Tous les symptômes de fièvre disparaissent successivement pendant ce période, qui dure cinq à six jours.

ARTICLE III. *Claveau régulier inflammatoire.*

115. Dans les animaux très vigoureux et disposés à l'inflammation, il arrive que la violence

de l'irritation cutanée est telle que les viscères
en sont affectés sympathiquement, et que les animaux meurent d'une véritable péripneumonie,
ou d'un entéritis, soit dans le période de l'éruption, soit plutôt dans celui de la suppuration. La
gêne excessive de la respiration, plus grande que
quand la maladie est bénigne ; la toux ; la sensibilité des parois de la poitrine, annoncent que l'inflammation s'est développée sur l'organe pulmonaire ; les coliques, la constipation, l'inquiétude
extrême de l'animal, la chaleur du rectum, les
excrémens couverts de nuances mêlées de sang
quand il en rend, sont les signes de l'inflammation des intestins. Dans ces deux cas, le pouls est
petit, dur, concentré.

116. La marche du claveau paraît être arrêtée par cette dérivation, quelquefois l'éruption
qui avait eu lieu disparaît tout-à-coup, le claveau
est terminé par délitescence ; mais alors l'inflammation interne est à coup sûr mortelle ; d'autres
fois le période d'éruption se prolonge indéfiniment
et jusqu'à ce que l'inflammation interne soit
tombée ; ou bien le claveau ne paraît pas ; il
reste dans sa période d'invasion, et ce n'est que
lorsque les symptômes internes sont calmés,
qu'on le voit sortir de tous côtés. On ne peut se
douter alors de la nature de la maladie, que

8

parce qu'on la sait établie sur le troupeau, et que l'on juge que la péripneumonie et l'entéritis sont seulement les symptômes du claveau qui se manifeste sur les autres animaux.

ARTICLE IV. *Claveau irrégulier.*

117. Le développement convenable du claveau nécessite une certaine impulsion vitale et un certain équilibre de fonctions qui détermine l'éruption vers l'organe cutané : car si le tissu de la peau est infiltré, macéré, détendu, non irritable, en un mot dans un état de relâchement cachectique, il arrivera que l'éruption se portera sur quelque organe plus irritable, et que les pustules s'y multiplieront d'une façon d'autant plus dangereuse, qu'il est plus essentiel à la vie, et que leur accumulation sur un point peu étendu, interceptant l'abord des fluides, y causera bientôt la gangrène. 1°. Si le point irritable est encore une partie de la peau où s'est maintenue quelque réaction vitale, le claveau est appelé *claveau cachectique.* Il se distingue par des pustules pressées, ne formant pour ainsi dire qu'un corps sur une partie de la surface de la peau, y excitant un engorgement considérable, et passant avec facilité à la gangrène ; ou par un très-petit nombre

de petites pustules ne parcourant pas leurs périodes réguliers.

2º. Si le développement du claveau se fait sur
un viscère ou sur une membrane interne, il y
cause aussi un fort engorgement, passant presque
aussitôt à la gangrène et causant la mort de l'a-
nimal. Ce cas diffère du claveau inflammatoire,
dont nous avons traité dans l'article III, en ce que,
dans ce dernier, les symptômes internes sont ordinairement accompagnés d'une éruption à la
peau, et en ce que quand il n'y a pas d'éruption
interne, une saignée et les autres moyens tempérans en déterminent au moins la sortie. L'état
de la peau qui, dans le claveau inflammatoire' est
rouge et bien garnie de laine bien plantée, tandis
qu'elle est pâle et la laine facile à arracher dans
le claveau interne, est encore un bon moyen de
de les distinguer.

118. *Claveau cachectique*. Rien de suivi, de
régulier dans la marche de cette maladie ; tout
procède sans ordre, tout est irrégulier comme le
dit le titre de cet article. En décrivant ici un
certain nombre des formes que j'ai vu prendre
au claveau cachectique, je suis donc bien loin
d'épuiser tous les phénomènes qu'il peut présenter ; mais il a fallu se borner, et les cas que je
vais rapporter donneront au moins une idée de la

8*

multitude infinie de variétés qu'il serait facile de
former, selon que les forces des animaux sont diver-
sement équilibrées , si l'on voulait tenir compte
de toutes les différences de siéges de la maladie.

1º. Claveau formé de pustules peu nombreuses,
blanchâtres , petites, aplaties; faiblesse extrême
de l'animal, ensuite diarrhée, convulsions et mort;
2º. Claveau confluent, grand nombre de pustules
sous les aisselles , tête enflée, grande faiblesse ,
moûvemens convulsifs , mort le douzième jour;
3º. claveau formé par plusieurs bubons larges et
confluens, qui donnent naissance à des ulcères pro-
fonds , larges, sanieux; respiration très-difficile ;
curation longue et pénible ; 4º. développement
rapide du claveau sur une brebis; grand nombre
de petites pustules à la tête ; engorgement ex-
cessif, écoulement purulent des narines , respiration très - difficile ; les boutons noircissent , se
dessèchent sans contenir de pus; les tégumens
subjacens se sphacèlent, mort ; 5º. développement rapide du claveau sur une brebis que l'on
soupçonnait atteinte de pourriture; pustules larges
et peu nombreuses sur la tête et sur le bord des
orbites ; un œil se remplit de pus , l'oreille du
même côté tombe , on fait inutilement des lotions
antigangréneuses, mort ; 6º. claveau confluent
en pustules noires et pressées sur l'abdomen et les

mamelles d'une brebis d'un tempérament lâche ;
gangrène, sphacèle de tégumens, le péritoine
mis à nu, diarrhée fétide, convulsions, mort ;
7°. claveau sur la jambe droite antérieure et le
pied; sensibilité extrême de l'animal; gonflement
des lèvres et écoulement nasal, chute du sabot,
traces de gangrène, lotions antigangréneuses,
guérison. Dans tous ces cas, les maladies sont très-
longues quand elles ne se terminent pas par la
mort, et il existe une grande sensibilité, qui occasionne des mouvemens spasmodiques quand on
touche l'animal.

119. *Observations du claveau interne.* J'ai eu
souvent l'occasion d'examiner des claveaux irréguliers internes, et je pourrais tirer de ma pratique un grand nombre d'observations aussi
saillantes que celles que je viens de rapporter
pour le claveau cachectique ; mais je préfère ici
me servir des faits tirés d'une pratique très-éclai-
rée. 1°. M. Grognier, professeur à l'école vétérinaire de Lyon, ayant vu sept cadavres de
moutons morts de la clavelée, il remarqua que
toutes les parties dénuées de poil étaient couvertes de plaques peu proéminentes, irrégulières,
du diamètre de 5 à 6 centimètres, d'une couleur
rouge brun ; ces tumeurs affaissées étaient remplies d'une humeur épaisse ; la bouche, l'arrière-

bouche et l'œsophage étaient parsemés de boutons blanchâtres, gros comme des pois ; remplis
d'albumine concrétée; les poumons offraient à
leur surface des boutons blancs, pleins d'une
liqueur limpide (1). On voit ici le claveau cachectique compliqué du claveau interne sur l'œsophage, la bouche et les poumons. J'ai remarqué
aussi un cas où cette éruption sur la trachée-ar-
tère donna lieu à la gangrène et à la mort du
sujet. 2º. M. *Lameyran* de Versailles rapporte (2)
une nombreuse série d'ouvertures de moutons
morts du claveau irrégulier interne. Il trouvait
en général : *Tête* : vaisseaux gorgés de sang ; ulcération du voile du palais, de l'épiglotte et du
larynx ; membrane pituitaire épaissie, livide ,
gorgée de sang, macérée dans une sanie muqueuse,
mais point de boutons; *Poitrine* : poumons flétris,
réduits de volume ; points hépatisés ; cœur molasse et pâle ; *Abdomen* : la surface interne du
premier estomac grumuleuse , mais saine. Chez
la plupart, le feuillet distendu par une grande
quantité de matières qui avaient acquis la dureté
du caillou (phénomène très - ordinaire dans la
maladie des ruminans) ; les membranes sèches

_____

(1) *Annales d'Agric.*, t. XLVII, p. 313.
(2) *Descript. d'une épid. de la clavelée.*

comme du parchemin ; le colon distendu par des gaz et couvert de petits boutons analogues à ceux de la peau ; le mésentère flétri, molasse et infiltré ; le foie présentant plusieurs traces d'inflammation, sur-tout à sa partie concave ; la face convexe avait des adhérences avec le diaphragme ; en général, la surface de ce viscère était d'un brun foncé et comme brûlée ; les reins étaient pâles et décolorés, et privés de leur enveloppe graisseuse ; leur surface était parsemée des mêmes taches blanches que l'estomac et le colon. On voit ici l'éruption portée sur les intestins et sur les reins.

120. Au reste, rien n'est tranché dans la nature : les différentes variétés de claveau que nous venons d'assigner, n'ont rien de fixe ; elles se changent et se compliquent avec la plus grande facilité. La froideur, l'humidité, en faisant disparaître l'éruption claveleuse de la peau, le changent souvent en claveau inflammatoire ou en claveau irrégulier interne, selon que le claveau était primitivement un claveau régulier ou irrégulier : d'autres fois le claveau qui avait commencé par être interne, se résout à l'extérieur par une éruption de pustules à la peau ; mais bien plus fréquemment encore le claveau cachectique fait une éruption confluente à l'extérieur, et une

autre éruption sur quelque organe interne. C'est
à l'artiste à distinguer ces différens cas par une
analyse exacte, et qui sera toujours facile quand
le claveau régnant dans le troupeau le tiendra
averti que c'est lui qui est la source de tous les
désordres qu'il remarquera.

ARTICLE V. *Causes du Claveau.*

121. Le claveau s'acquiert par la communication des animaux qui ne l'ont pas encore éprouvé
avec les animaux qui en sont actuellement atteints, ou avec les particules de virus échappées
de leur corps. Tout le monde est d'accord sur ce
principe; mais plusieurs auteurs, embarrassés
d'expliquer comment cette maladie avait pris naissance dans certains cas particuliers, ont prétendu
qu'il se formait spontanément et par certains
écarts de régime. Il est aisé de réfuter cette opinion, en remarquant qu'alors les troupeaux y
auraient toujours été sujets, et que cette maladie ne se serait pas montrée tout-à-coup à une
certaine époque historique. Mais si l'on ajoute à
cette raison que l'expérience prouve que les troupeaux isolés et qui se recrutent d'eux-mêmes n'en
sont jamais atteints, et que le danger est d'autant
moindre que l'isolement est plus grand (1); que

_____

(1) *Soc. d'Agr. de Paris*, 1791, hiver, p. 142.

sur la plaine de la Crau , où les troupeaux sont
continuellement en communication , le claveau
est endémique , tandis que dans le même pays ,
sous les mêmes influences de climat, les troupeaux nourris à l'étable ou dans les pâturages
des fermes n'en éprouvent jamais les atteintes(1):
on en conclura naturellement que c'est à la contagion seule que l'on doit attribuer la reproduction du claveau ; et que si quelquefois la contagion
est difficile à reconnaître , à cause des mensonges
et des réticences des bergers, ou de toute autre circonstance, elle n'en existe pas moins. Tantôt c'est
un troupeau infecté qui, la nuit, dépasse ses limi-
tes et vient répandre sa bave et sa desquamation
sur le pâturage d'un autre troupeau ; tantôt c'est
un mouton acheté dans une foire ; d'autres fois
encore , des moutons menés au marché pour les
vendre , et ramenés à la bergerie faute d'ache-
teurs , qui transmettent l'infection ; mais c'est
toujours à de pareilles recherches que l'on doit
s'attacher pour reconnaître l'origine d'une épizootie claveleuse ; et regarder comme fort douteuse ,
pour ne pas dire tout-à-fait erronée , l'opinion
qui admet un claveau spontané.

(1) Au milieu des troupeaux infectés, j'en ai un pour
lequel je puis répondre au moins de quinze ans de préservation.

122. On a cherché à acquérir la connaissance
intime du virus claveleux, et pour y parvenir on
a tenté le moyen chimique et microscopique : l'un
et l'autre n'ont appris que très-peu de chose,
comme on devait s'y attendre. M. *Voisin* nous
rappporte (1) les résultats d'une analyse comparative des virus variolique, claveleux et vacci-
nique. « Ces virus, dit-il, contiennent un phos-
phate et un muriate dont il a été impossible de
déterminer la base, à raison de la petite quantité de virus sur laquelle on a opéré; la coagulation par l'alcool, semble aussi annoncer la présence de l'albumine et de la gélatine. Desséchés,
les virus variolique et claveleux ont donné des
traces sensibles d'alcali; ce qui explique l'action
plus prompte et l'espèce d'irritation qui se manifeste lorsqu'on clavelise avec la matière claveleuse desséchée; » mais on sent que le principe
vireux est tellement fugitif, qu'il échappe toujours
aux analyses, de même que le principe infect
des marais.

123. *Sacco* (2) nous rapporte l'observation
microscopique des animalcules du virus vaccin,
qui sont de forme oblongue et ont une espèce de

(1) *Annales d'Agric.*, t. LIII, p. 120.
(2) *Trattato della Vaccinazione*, cap. XIII.

mouvement vermiculaire, qui sont tués par une eau trop chaude et par les acides; que l'on fait reparaître en mêlant du virus desséché avec de l'eau froide, quand la dessiccation n'a pas été trop longue. Tout virus, ajoute-t-il, qui ne possède plus d'animalcules, n'a plus de propriété contagieuse. On aperçoit les mêmes apparences dans les virus claveleux et variolique.; mais il est difficile de prononcer sur l'animalité de ces molécules oblongues, dont la forme et le mouvement peuvent tenir à d'autres causes qu'à une action animale..

124. Des expériences directes faites en Dauphiné, et communiquées à l'Académie des sciences(1), prouvent que c'est sur-tou t par la déglutition que les moutons contractent le claveau, et que lorsqu'ils avalent des croûtes résultant de la desquamation de cette maladie, les symptômes se déclarent bientôt. Ce fait explique très-bien ce l'on remarque quand une épizootie de clavelée règne dans une bergerie. Il a y d'abord un petit nombre d'animaux infectés : ce sont ceux qui ont contracté au dehors les premiers germes de la contagion. Comme il se passe de douze à vingt jours avant que la desquamation ne s'effectue,

---

(1) *Paulet*, t. II, p. 356-469.

on ne voit pas ordinairement de nouvelles invasions avant ce laps de temps. Dans les expériences
de Versailles, les animaux soumis à la cohabitation avec les animaux claveleux ne donnaient de
signe d'infection qu'au bout de quinze, vingt et
vingt-cinq jours (1) ; mais alors une nouvelle
division du troupeau se trouve attaquée et celle-ci
est la plus nombreuse. Enfin, quinze jours après,
au moment de la dessiccation des putusles de la
deuxième division, la troisième, qui avait échappé
à la première et à la deuxième contagion, en est
atteinte. Ainsi, dans un période de deux mois environ, toutes les bêtes du troupeau éprouvent la
contagion de la clavelée. Cette marche de la maladie a été observée par tous les auteurs qui en ont
écrit; elle concourt avec les expériences directes
pour nous prouver que la voie la plus ordinaire de
contagion est la déglutition ou le respiration.

125. En effet, supposons qu'elle eût lieu principalement par l'absorption, il est clair que la
maladie devrait se communiquer au moment de
la suppuration et non à celui de la desquamation ;
c'est-à-dire huit jours après la première contagion,
et non pas quinze à vingt jours ; et que de plus les

_____

(1) *Voisin*, p. 83; et *Gohier, Vaccination*, p. 88 et
note.

trois périodes ne devraient être que de vingt-quatre à trente jours, au lieu de soixante jours. Le pus est en effet plus susceptible d'être mis en contact avec la peau que les écailles des pustules, il jouit d'une propriété contagieuse égale à celle-ci ; enfin on n'ignore pas la difficulté que l'on éprouve à inoculer le claveau, et que l'insertion même du virus ou des écailles sous l'épiderme, et les frictions de pus sur les parties bien garnies de lymphatiques, sont souvent sujettes à manquer. Aussi suis-je bien persuadé qu'un mouton cohabitant avec des moutons affectés du claveau, mais ne prenant pas la même nourriture qu'eux et respirant un air libre et non infecté, ne contracterait pas la clavelée ; ou même qu'un mouton mis en contact avec les moutons infectés, jusqu'au moment de la desquamation, et alors soigneusement séparé, ne serait point sujet à la contagion. Ces expériences méritent d'être faites par les amateurs de l'art pastoral.

126. L'écaille des pustules claveleuses, conservée dans une boîte pendant plusieurs mois, a été propre, au bout de ce temps, à transmettre le claveau : bien éloigné en cela du virus vaccin si difficile à conserver, le virus claveleux ressemble encore par ce point à celui de la variole, qui conserve aussi ses propriétés virulentes pendant un

temps assez long, au témoignage de *Rosen* (1), qui affirme en avoir conservé ainsi tout l'hiver. Cela explique ces phénomènes de contagion arrivée quelque tems après le passage d'un troupeau claveleux sur un chemin , sur un pâturage ; les débris de la desquamation se sont répandues sur les herbes et ont été englouties par le troupeau qui suivait. J'ai vu un troupeau claveleux tenir long-temps une route battue par un grand nombre de troupeaux , sans que ceux-ci aient été contagiés , parce que la route était nue et sans herbe. On peut ajouter que dans nombre de lieux où il n'y a pas de pâturage commun , la contagion se borne ordinairement à un seul troupeau ; et nous comprendrons que la contagion se propage principalement par la déglutition et la respiration.

127. L'aptitude des lapins et des dindons à prendre le claveau paraît extrême, et ces animaux le transportent souvent aux animaux sains (1), en contagiant une vaste étendue de pâturage. *Lullin* prétend aussi qu'une épizootie claveleuse

_____

(1) *Rosen de Rosenstein , Malattie dei bambini.* Edit. ital. , p. 93.

(2) *Soc. d'Agr. de Paris,* 1791, hiver, p. 145 ; *Paulet,* t. I, p. 152.

du Chablais avait pris sa naissance dans la petite
vérole humaine (1); ce fait est trop peu détaillé
pour éclaircir les doutes qui nous restent sur la
parfaite identité des deux maladies 107 ; mais
ces exemples peuvent servir à expliquer ce grand
nombre d'épizooties dont la source paraît obscure.

ARTICLE VI. *Traitement préservatif du Claveau;
mortalité de cette maladie.*

128. Le claveau est la maladie la plus meurtrière qui puisse attaquer les bêtes à laine. Ce
danger est d'autant plus grand, que les localités
sont moins favorables à l'élève des troupeaux, et
que leur tempérament est plus cachectique. En
Autriche, par exemple, on évalue la perte des
animaux attaqués, à la moitié (2). *Laubender*
estime à plus d'un million de bêtes celles que
l'Autriche et la Prusse perdent annuellement par
l'effet du claveau (3). Dans nos climats, cette
maladie est bien moins meurtrière sans doute ;
mais dans bien des positions, la perte va encore à
moitié (4), et si dans le midi et en Espagne elle

---

(1) *Observ. sur les bêtes à laine,* p. 204, note.
(2) *Bibl. britann.,* Agric., t. X, p. 220.
(3) *Laubender, der Thierheilkund,* t. IV, p. 34.
(4) *Tessier, Inst.,* p. 195.

ne cause pas de telles pertes, on le doit bien
moins au climat, qu'à ce que la maladie est endémique dans les troupeaux, et que chaque année, ce sont de jeunes bêtes, et une petite quantité à-la-fois, qui sont attaquées : car nous verrons
dans la suite que le grand nombre de bêtes malades réunies est une des circonstances qui augmentent le plus la mortalité.

129. On a dû chercher de bonne heure les
moyens d'échapper à ce fléau; on a cru en trouver
trois, que nous allons examiner successivement.
Le premier est la séquestration ; mais elle dépend de plusieurs circonstances : 1°. la possibilité
de reconnaître à temps les troupeaux infectés et
de les empêcher de vaguer; 2°. celle d'éviter les
pâturages communs dans les temps de contagion
générale, et par conséquent de pouvoir nourrir
le troupeau sur ses propres fonds ou à l'étable ;
3°. enfin une grande attention pour séparer de
suite les bêtes que l'on reconnaît atteintes de la
contagion, et la facilité de les entretenir à part.
Les lois et la vigilance des magistrats doivent ga-
rantir le premier point. Une maladie contagieuse
dans un troupeau est bientôt reconnue et divul-
guée dans un pays; le Code pénal, mis en exécution, fournit d'ailleurs des moyens sûrs d'en être
informé par les propriétaires eux-mêmes, et deux

exemples sévères en assureraient pour long-
temps les effets. On a fait à cet égard plusieurs
questions, on a demandé *combien devait durer la
séquestration*, M. *Barrier* répond (1) qu'elle doit
se prolonger trois mois, ce qui me paraît très-
suffisant, la plus longue durée d'un claveau étant
de vingt-cinq jours ; et n'étant pas à présumer
que la seconde division des bêtes malades attende
les derniers jours de la maladie de la première
pour être contagiée, il est à croire que le claveau ne durera pas même trois fois vingt-cinq
jours : ainsi le délai proposé est au-delà de tout
ce que peut exiger la sûreté du troupeau voisin.
*De quelle manière la séquestration doit-elle avoir
lieu ?* S'il y a des pâturages communs, on fixe
un canton, limité naturellement s'il est possible,
ou, autrement, marqué par des poteaux propor-
tionnés au nombre des animaux malades, et dont
ils ne peuvent pas sortir sous les peines de droit. Les
chemins pour y arriver sont fixés et prohibés aux
bêtes saines ; on recommande la plus grande vigilance aux gardes et à tous les particuliers inté-
ressés. Si le parcours est réciproque sur toutes les
terres des particuliers, on le défend au troupeau
malade, en lui enjoignant de rester dans l'en-

(1) *Inst. vétérin.*, 1794, p. 48 et suiv.

ceinte de ses propres terres, dont l'entrée est prohibée aux autres troupeaux.

130. Quand la maladie se répand autour d'un troupeau qui est encore sain, et que les administrateurs ne prennent pas les mesures exigées par la circonstance, il faut se résoudre à se séquestrer soi-même : ce que l'on pratique en mettant ses propriétés en défense, ou en nourrissant à l'étable, moyen facile si l'on y est préparé, mais très-coûteux si l'ensemble de l'agriculture n'est pas combiné pour cela. On doit mettre dans la balance, avec la dépense qui en résultera, la perte que l'on peut essuyer par la mortalité, et se décider à abréger le temps de cette séquestration, en inoculant de suite le claveau à tout le troupeau. Ce moyen, dont nous traiterons plus loin (132 et suiv.), réduit à vingt jours le temps où l'on est forcé à se préserver de la communication.

131. Enfin si l'on a le malheur de voir naître la maladie dans son troupeau, on doit se hâter de séparer les bêtes malades des saines, soit que l'on attende sa persévération de la séquestration, ou que l'on se décide à inoculer le troupeau. Les emplacemens n'offrent pas toujours de grandes facilités pour cela, et rien n'est plus malheureux, car l'on ne saurait croire combien la mortalité est augmentée par l'entassement des bêtes ma-

lades; outre l'avantage de prévenir l'invasion naturelle par l'inoculation, et de ne pas redoubler les chances fâcheuses, en ajoutant au virus contracté par la contagion celui de l'inoculation, ce cas m'a toujours paru aggraver la maladie, quoique des observations contraires aient été faites sur l'espèce humaine.

ARTICLE VII. *Suite du traitement préservatif du claveau. Clavelisation.*

132. L'insuffisance et l'incommodité de la séquestration, dans le plus grand nombre de cas, ont fait rechercher d'autres moyens préservatifs; et si celui dont nous allons parler n'a pas conduit à éviter la maladie, il a du au moins l'effet de la rendre moins meurtrière et moins coûteuse : il n'est autre chose que l'inoculation du claveau lui-même. Il paraît que, par ce moyen, on obtient une maladie d'autant plus bénigne, que le virus est mis en contact des organes cutanés sans passer par les organes respiratoires et digestifs, et que d'ailleurs il est absorbé en plus petite quantité : point d'autant plus important, qu'il paraît que le claveau, inoculé lui-même, devient plus grave quand on a fait un trop grand nombre de piqûres.

133. En Languedoc, où cette maladie est com-

9 *

mune, on inoculait le claveau de temps immémorial pour éviter les grandes épizooties. A cet effet, on mettait chaque année, au mois de septembre, à la fin des chaleurs, temps le plus favorable aux troupeaux claveleux, une peau de mouton mort de la clavelée, dans la bergerie. Tous les jeunes agneaux de l'année, âgés déjà de 6 à 7 mois et en état de supporter la maladie, la contractaient en se frottant à cette peau, et par ce moyen le troupeau entier se trouvait à l'abri des atteintes de la clavelée (1). Au procédé près employé pour communiquer le claveau, ce moyen est sage, dans les pays à épizooties et à pâturages communs, et l'on doit désirer qu'il soit adopté généralement. J'ignore si, dans le haut Languedoc et les Corbières, où ce moyen a été trouvé, il est toujours usité.

134. Quand l'inoculation de la petite vérole fut connue, on imagina bientôt, par analogie, d'appliquer cette méthode à la clavelée des moutons; *Venel*, professeur de médecine à Montpellier, retira de l'avantage de l'inoculation de la clavelée à un troupeau, et fut imité depuis

----

(1) *Lettre de M. Amoreux sur le claveau*, et *Mém. de la Soc. d'Agr. de Paris*, hiver 1791, 147.

par M. *Chrétien* et autres (1). Cette pratique se répandit dans le bas Languedoc, et fut mise en usage par plusieurs propriétaires qui voulaient abréger la durée de la séquestration de leurs troupeaux. L'introduction des mérinos lui donna plus d'intérêt, et l'activité des agriculteurs et des savans se porta sur cette méthode, dont on varia les essais et les expériences. M. *Coste* inoculait ses agneaux, en 1796, avec une peau de mouton mort de la clavelée; M. *Lullin de Châteauvieux* inoculait les bêtes encore intactes de son troupeau, qui périssait de la clavelée, et borna ainsi beaucoup les ravages de la contagion (2). Après ces faibles préludes, les grandes opérations de M. *Chaptal*, des troupeaux du gouvernement, de ceux de l'Autriche, dirigés par MM. *Pessine* et *Holmaister*, de M. *Barbançois*, sont les opérations pratiques les plus recommandables.

135. De tous les savans, celui qui s'est occupé avec le plus de succès et de suite de l'inoculation du claveau, c'est M. *Voisin*, chirurgien de Versailles, qui entreprit en 1805, et continua en 1812

---

(1) *Thorel*, *Avis au Peuple sur le claveau*... M. *Tessier* avait traité de la clavelisation dès 1786 : *Mém. de la Soc. de Médecine*, 1786.

(2) *Bibl. britann.*, Sciences, t. IX, p. 398.

une suite d'expériences qui ne laissent presque rien à désirer. Il prouve que les bêtes à laine ne reprennent pas deux fois le claveau, et que le claveau inoculé est plus benin que le claveau naturel. Depuis cette époque, un nombre immense de clavelisations ont été tentées dans les départemens, et sans qu'il s'élevât aucune réclamation, jusqu'au moment où *Picot - Lapeyrouse* accusa la clavelisation d'avoir communiqué une maladie très-maligne à son troupeau, et de ne l'avoir pas préservé de la récidive. Nous devons donc, avant tout, diriger nos méditations vers l'examen de ces deux points, qu'il importe d'autant plus d'éclaircir, qu'il n'est pas douteux que, depuis le mémoire de *Lapeyrouse*, le crédit de la clavelisation a été baissant, soit par l'effet de cette publication, soit par quelque vice inhérent à cette pratique, soit encore par le défaut d'exécution des mesures de police, qui rendent plus nécessaires aux propriétaires les moyens d'abréger la durée de l'épizootie dans leurs troupeaux.

136. On pourrait d'abord opposer à cet exemple les nombreux succès qu'a eus la pratique critiquée. Pendant plusieurs années, les Allemands, les Français du Nord, les Suisses ont rempli les journaux et les mémoires des Sociétés savantes

des résultats heureux de leurs clavelisations.
M. *Holmaister*, inoculait dix mille bêtes à laine
sans en perdre une *seule*, et ces animaux ayant
été mis en contact avec des bêtes atteintes du
claveau, aucun ne le reprit (1); trois mille huit
cents bêtes étaient inoculées par M. *Barbançois*, il
ne perdit que dix-neuf bêtes, et pas une de
race pure : sur ce nombre ayant soumis son
troupeau à la contr'épreuve, dix bêtes inoculées
reprirent seules le claveau. Ce fait n'infirme en
rien la préservation, puisqu'il est facile de manquer beaucoup d'opérations quand on opère aussi
en grand (2). M. *Guérineau*, à Château-Roux,
clavelisait huit cents moutons, sur lesquels il n'en
perdait que trois ou quatre (3); M. *Grognier* pra-
tiquait la même opération aux environs de Lyon,
et ne perdait pas un cent cinquantième des animaux, tandis qu'il mourait un quart de ceux
chez qui la maladie se développait naturellement (4). Nos propres essais concordent parfaitement avec cette masse d'expériences, mais ne
peuvent être cités après des faits si nombreux, si

(1) *Bibl. britann.*, Sciences, t. XLV, p. 189.
(2) *Annales d'Agr.*, t. XLVI, p. 187.
(3) *Idem*, p. 193.
(4) *Idem*, p. 319.

probans, si bien attestés, et rapportés par des observateurs exacts et instruits.

137. L'examen du mémoire de M. *Lapeyrouse* lui-même servira, je l'espère, à confirmer les résultats annoncés. Ce savant s'aperçoit que son troupeau est atteint du claveau : douze moutons tombent malades et succombent à la violence de la maladie ; vingt-quatre autres sont atteints, et c'est dans ce moment qu'on se décide à faire claveliser cent quatre-vingt-dix bêtes. On était au fort des chaleurs : on clavelisa par des piqûres sous cuir ; et quoique souvent ce mode soit sans danger (comme je l'ai éprouvé depuis en clavelisant des moutons dont je pinçais la peau des cuisses, que je traversais ensuite de ma lancette) ; cependant, comme les plaies profondes du cuir des bêtes à laine deviennent facilement gangréneuses, la saison, et l'accumulation des malades, réunies à cette circonstance, produisirent une espèce de fièvre d'hôpital. Les accidens les plus variés et les plus terribles frappèrent ce malheureux troupeau : vingt-huit bêtes seulement n'eurent que des symptômes benins, et furent préservées d'une nouvelle contagion ; mais la gangrène neutralisant le virus chez les autres, et même précédant son développement, elles n'en éprouvèrent pas les qualités préservatives, et

elles succombèrent en grand nombre au claveau, qui se déclara de nouveau. Le mauvais succès de cette opération dépend donc 1°. du procédé opératoire, qui était défectueux ; 2°. probablement de la qualité délétère du virus ; 3°. de la saison ; 4°. de l'accumulation des malades. M. *Lapeyrouse* a eu une gangrène qui ne préservait de rien, au lieu d'une clavelisation régulière, qui aurait préservé du claveau. ·

138. Le même auteur rapporte ensuite le non succès de M. *Vignerie*, son voisin, qui inocula aussi son troupeau : cinq bêtes le furent par piqûres profondes et acquirent la gangrène. Le reste le fut par piqûres sous l'épiderme ; chaque bête eut une seule pustule à l'endroit de la piqûre, sans travail général. Tout le troupeau reprit le claveau à la suite de la clavelisation. Mais il ne suffit pas d'un travail local pour préserver tout l'individu du claveau, il faut que la fièvre d'incubation, celle de suppuration qui annoncent la réaction de tout l'ensemble du système ait eu lieu. Là où le gonflement des naseaux et le flux nasal n'auraient pas prouvé le consensus sympathique des muqueuses, et la météorisation celui du tube intestinal, là il n'aura pas existé non plus d'affection générale préservative (1). Ces

(1) Voy. sur ces faits, *Annales d'Agr.*, t. XLVI, p. 281.

deux faits ne peuvent donc infirmer l'autorité
des grandes expériences que nous avons rappor-
tées.

139. Tout ce que nous avons vu jusqu'ici
nous prouve cependant qu'il est des circonstances
où la clavelisation a un succès constant, et d'autres
où il est plus douteux. Le froid et les grandes
chaleurs sont également funestes : l'un, en réper-
cutant le virus sur les organes internes ; l'autre,
en favorisant l'inflammation cutanée, et par
conséquent la production de la gangrène, et ensuite la diffusion des miasmes gangréneux, qui
sont absorbés avec facilité par la respiration.
Quand on est maître de son temps, on doit choisir le mois d'avril ou celui de septembre, dans
nos climats, pour pratiquer la clavelisation. Cette
dernière époque paraîtrait la plus favorable, à
cause de l'âge des agneaux, pour celui qui la pra-
tiquerait annuellement. Mais celui qui est surpris par le claveau n'est pas maître de retarder
à son gré cette opération ; il faut qu'il se décide
aussitôt, et alors il doit suppléer par des soins
à ce que la température peut avoir de défavorable. Nous verrons, à l'article du traitement, la
manière de conduire les troupeaux quand la
maladie éclate parmi eux.

140. Il est une circonstance dont on se rend
moins aisément le maître : c'est celle du mauvais

état de santé du troupeau. Les animaux sont-ils d'un tempérament faible, cachectique ; la veine de l'œil est-elle pâle ; ont-ils porté ou portent-ils encore la *bouteille ;* manquent-ils d'énergie musculaire : le claveau naturel et celui inoculé ne peuvent avoir alors que les plus fâcheux effets, et il est préférable de fuir la contagion par la séquestration exacte et par l'éloignement, ou même l'assommement des premiers animaux infectés, avant que la maladie ait acquis tout son développement et ses propriétés contagieuses ; et si, malgré ces précautions, le claveau s'empare du troupeau, les soins que nous décrivons et la clavelisation peuvent encore adoucir les maux dont on est menacé (1).

141. Au contraire, les animaux sont-ils d'une santé brillante et sujets aux maladies inflammatoires, alors on doit s'attendre à un claveau accompagné d'inflammations internes très-violentes, et l'on fera précéder la clavelisation de saignées, ou de l'administration de tempérans qui puissent éloigner ces fâcheuses complications.

142. Plusieurs modes ont été proposés pour pratiquer la clavelisation. Nous laisserons à part le mode grossier de la peau de mouton mort du

(1) *Rapport de l'Ecole d'Alfort,* pour 1810.

claveau, que l'on expose dans la bergerie : la
contagion artificielle ne diffère pas, par ce procédé, de la naturelle. Ce n'est qu'un moyen
d'avoir la maladie à volonté, mais sans adoucir
en rien ses atteintes. L'aiguille à vacciner a produit souvent, dit *Tessier*, des bubons d'un mauvais caractère (1); mais cet inconvénient disparaît en ayant soin de ne pas piquer trop avant;
et c'est d'ailleurs l'instrument le plus commode
à employer, et avec lequel on opère le plus les-
tement.

143. On a employé aussi avec succès l'aiguille
à suture, enfilée d'un fil de coton imprégné de
pus, que l'on passe sous la peau, en forme de
séton (2). Voilà bien encore une piqûre profonde,
qui a été mise en usage sans inconvénient sur
une grande masse de moutons, dans le département des Basses-Alpes; cependant les plaies
gangréneuses qu'elle peut produire dans certains
cas, ne permettent pas de la recommander.

144. L'introduction d'une lancette chargée de
virus sous l'épiderme est souvent insuffisante
pour communiquer le claveau, parce que la peau
repousse en arrière le virus, et ne lui permet pas

(1) *Instructions sur les bêtes à laine*, p. 203, note.
(2) *Annales d'Agr.*, t. XLVI, p. 30.

d'entrer avec la pointe. Pour assurer le succès de l'opération, on fait avec la lancette de petites incisions superficielles, on la trempe ensuite dans le virus, et on la passe dans les incisions, en pressant le doigt dessus, pour que le pus reste attaché aux lèvres de la petite plaie.

145. On a désigné, comme les places les plus favorables à la clavelisation, les ars et les cuisses. On doit éviter cette dernière place pour les mères nourrices, parce que les agneaux, en les tetant, ne manquent pas alors de s'inoculer au museau et aux yeux. Le claveau est ordinairement fatal dans ces situations. Je pense aussi que la quantité de filets nerveux qui garnissent le plat de la cuisse, doit rendre cette partie plus susceptible de présenter des points gangréneux. Je préfère donc la partie postérieure du coude, la face interne du grasset, et les côtés de la poitrine. Trois à quatre piqûres suffisent. Nous avons dit qu'une seule risquerait de ne donner qu'un travail local, et qu'un grand nombre augmentent sensiblement la gravité de la maladie. M. *Voisin* a perdu une brebis pour l'avoir clavelisée par huit piqûres rapprochées sur les côtés de la poitrine (1).

146. Quelquefois on n'a pour résultat de la

_____

(1) *Annales d'Agr.*, t. LIII, p. 116.

clavelisation que de petites pustules semblables à
celles du claveau ordinaire, à la place où s'est fait
l'insertion; plus rarement l'éruption est générale;
mais le plus souvent, au lieu de petites pustules
arrondies, il survient à la suite de la clavelisation
des espèces de bubons plats, irréguliers, rouges
d'abord, ensuite pleins de pus claveleux, gros
comme des noix : cette éruption est fréquemment
suivie de celle de petites pustules dans les autres
parties du corps et dans la laine ; mais très-souvent aussi c'est le seul symptôme que l'on reconnaisse. La marche de la maladie est d'ailleurs
bénigne en proportion de la petite quantité de
pustules. Il faut observer avec soin si les symptômes généraux de gonflement des naseaux, écoulement nasal et météorisme léger, se manifestent;
sans quoi, on ne regardera pas l'animal comme
suffisamment préservé, et on réitérera l'inoculation.

147. La matière claveleuse, conservée dans
des verres, paraît avoir des vertus contagieuses
beaucoup plus actives que celle qui est prise sur
un mouton actuellement malade. Il paraît qu'elle
est d'autant plus efficace que la maladie approche
de sa fin ; j'ai fait avec beaucoup de succès l'insertion des écailles de la desquammation du claveau. Il semblerait, au contraire, qu'à Trappe

le claveau inoculé avec du virus. trop jeune ne
préserva pas de la contagion (1).

ARTICLE VIII. *Traitement préservatif du Claveau. Vaccination.*

148. La clavelisation a, comme l'inoculation
de la petite vérole, le grand inconvénient de
multiplier les foyers de la maladie et de contribuer ainsi à l'étendre au lieu de l'étouffer ; mais
la découverte de la vaccine ayant offert à l'espèce
humaine un moyen sûr de prévenir la petite
vérole, et l'espérance de la détruire complétement
un jour, on ne tarda pas à juger qu'il pourrait en
être de même pour le claveau : l'analogie était
forte et tout semblait favoriser cette opinion.
MM. *Godine* jeune et *Husson* (2) tentèrent bientôt des expériences à ce sujet ; elles furent répétées à Versailles (3) et ensuite à Lyon par
M. *Gohier,* ainsi que par plusieurs autres vétérinaires. Cette masse de renseignemens ne me paraît laisser qu'un espoir fort léger, ou pour mieux
dire me semble avoir détruit l'espoir de préserver
les moutons du claveau par la vaccine.

(1) *Annales d'Agr.*, t. LIII, p. 109.
(2) *Idem*, t. XXI, p. 73.
(3) *Idem*, t. XXV.

149. Le virus vaccin, qui ne se développe pas sur les autres animaux, produit sur le mouton des pustules irrégulières plus grosses que des pois, quelquefois entourées d'une aréole, et remplies d'un pus fort épais, mêlé de sang et de sérosité. Les pustules paraissent vers le troisième jour de l'inoculation, et se dessèchent du cinquième au dixième jour sans donner lieu à aucun mouvement fébrile. Quand on emploie le pus qu'elles contiennent à vacciner d'autres moutons, il produit chez ces derniers des pustules plus grosses et qui paraissent plus tôt que quand le virus est pris sur l'espèce humaine. On dit que le vaccin des moutons, inoculé aux enfans, les préserve de la petite vérole; mais il ne détruit pas chez les moutons la faculté de prendre le claveau. Parcourons les expériences pour et contre que nous présentent les auteurs.

150. M. *Godine* vaccina douze béliers avec des fils imprégnés de virus et introduits dans la peau des ars et des cuisses. Les plaies devinrent gangréneuses, mais ensuite développèrent des pustules vaccinales; ces animaux, soumis ensuite à la clavelisation, n'ont pu prendre le claveau, tandis qu'il a pris sur toutes les bêtes qui n'ont pas été vaccinées (1) : M. *Gohier*, professeur de

(1) *Bibl. britann.*, t. VIII, p. 204, Agriculture.

pathologie à l'école de Lyon, fit quelques expériences, dont une entre autres semblait favorable
à l'efficacité préservative de la vaccine. Trois
agneaux vaccinés, exposés pendant huit jours avec
un agneau claveleux, ne gagnèrent pas la contagion, et d'autres ayant été clavelisés après la
vaccine, n'eurent qu'une simple pustule aux piqûres (1). Les expériences ne paraîtront concluan-
tes à personne, et le paraissent si peu à M. *Gohier*
lui-même, que, dans un autre ouvrage (2), il n'a
pas balancé à dire qu'il regardait les propriétés
préservatives du vaccin sur les bêtes à laine
comme plus que problématiques. En effet, la
contr'épreuve de M. *Godine* n'a lieu que par
la clavelisation, qui manque très-souvent, et avec
du pus provenant d'un mouton inoculé de la petite vérole humaine, au lieu du claveau franc; et
chez M. *Gohier*, les agneaux soumis à la cohabitation n'y ont resté que huit jours, tandis que
ce n'est quelquefois que le vingtième et le vingt-
cinquième jour que la contagion se manifeste.
Quant à ceux qui furent clavelisés et qui n'eurent
qu'une pustule au lieu de l'insertion, c'est une
marche fort ordinaire à la clavelisation; et cette

(1) *Mém. sur la Vaccination*, p. 94.
(2) *Mémoires*, t. I, p. 40, note.

pustule seule est une preuve que le virus avait produit son effet, et n'avait pas été neutralisé par le vaccin.

151. On ne cite qu'un très-petit nombre d'expériences semblables, qui donnent une lueur d'espoir pour le succès d'une telle opération ; mais les expériences qui lui sont contraires sont nombreuses et décisives. C'est ici l'opposé de ce qui nous arrive pour la clavelisation : dans celle-ci, les expériences affirmatives sont nombreuses, et on ne cite que quelques expériences négatives. MM. *Husson* et *Verrier* vaccinèrent 233 moutons dans un troupeau où venait de se manifester le claveau. Au bout de quelques jours, la maladie éclata sur les bêtes chez qui la vaccine n'avait rien produit, et ce ne fut que le quarante-cinquième jour qu'il se déclara sur celles qui avaient eu la vaccine ; la maladie y fut aussi fâcheuse que sur les autres, un grand nombre de bêtes succombèrent (1). Cette expérience semblerait prouver que la propriété préservative existe pendant quelques jours, que la peau a besoin de se remettre de la réaction causée par la vaccine, avant de redevenir capable de contracter le claveau, et elle expliquerait le

_____

(1) *Rapport de la Soc. centrale de vaccine*, 1811.

prétendu succès des contr'épreuves tentées par quelques vétérinaires.

152. Mais d'autres savans soumettaient aussi la vaccine à.des expériences tout aussi peu satisfaisantes. *Brugnone* , à Turin , se prononçait contre ses prétendues propriétés d'après ses expériences (1). *Valois* , à Versailles , vaccinait 5o moutons, dont chacun eut de deux à quatre pustules bien caractérisées, et trente-trois jours après la majeure partie de ces animaux fut atteinte de la clavelée. Elle fut bénigne ou confluente dans la même proportion que chez les animaux non vaccinés ; quatre y succombèrent (2). Enfin plusieurs propriétaires, parmi lesquels nous citerons M. *Chancey* , après avoir vacciné des moutons , les voyant ensuite attaqués du claveau , en concluaient qu'ils avaienteu la fausse vaccine, quoiqu'elle eût été accompagnée d'une aréole très-apparente (3). Il fallait en conclure que la vaccine n'était pas un préservatif suffisant. Voilà quels sont les travaux qui ont été entrepris relativement à la vaccination des troupeaux. Ils me paraissent offrir des résultats fort clairs, et on ne peut plus

(1) *Memorie della Soc. agraria di Torino* , 1812.
(2) *Annales d'Agr.* , t. LIII, p. 6o.
(3) *Bibl. britann.* , Agric., t. X, p. 216.

guère conserver l'espoir d'anéantir la clavelée par
cette méthode. Ce résultat est désagréable sans
doute, mais il n'en est pas moins vrai.

ARTICLE IX. *Traitement préparatoire du Claveau.*

153. Dès que le claveau a éclaté dans le voisinage, on peut s'attendre à lui voir prendre de
l'extension, et on doit se mettre en état de le recevoir, si malgré toutes les précautions il pénètre
jusqu'à nous : nous avons déjà expliqué (128
et suiv.) quelles doivent être ces précautions. Le
traitement préparatoire dépend entièrement de la
connaissance approfondie que l'on s'est formée du
tempérament du troupeau et des maladies qui y
sont les plus fréquentes. Ainsi l'on doit employer des moyens différens s'il est sujet aux maladies inflammatoires ou s'il tourne à la cachexie.

154. Si les animaux sont sujets aux coups de
sang, aux hémorrhagies actives, aux fièvres charbonneuses; si la veine de l'œil est d'un rouge
foncé, leur peau colorée et rouge; leur force musculaire, que l'on éprouve en les arrêtant par le pied
de derrière, considérable : on leur donnera du sel
à lécher; on leur tiendra de l'eau fraîche dans la
bergerie; on les excitera même à en boire en y
mêlant un peu de farine pour la blanchir; la bergerie sera nettoyée de tout fumier, qui sera enlevé

au moins tous les deux ou trois jours , de manière
qu'il ne s'y en accumule point; elle sera maintenue
fraîche et l'on fera, s'il est nécessaire, de nouvelles
ouvertures du côté des vents frais; dans les grandes
chaleurs, on fera coucher les animaux au parc, et
on ne les fera entrer dans l'écurie que pendant
les heures chaudes du jour; enfin, si l'on peut
se procurer des racines fraîches de betterave, de
rave , carotte , topinambour , ou pommes de terre,
on suppléera, par quelques distributions qu'on leur
en fera, à une partie de leur nourriture ordinaire
et plus échauffante. En cas qu'on ne pût pas en
avoir, on y suppléera en les nourrissant en grande
partie à la paille et à l'eau blanche. Si, nonobstant
ces précautions , il se déclarait des maladies inflammatoires , on ajouterait celle de saigner et de
passer un séton , que l'on pansera avec l'onguent
digestif, à tous ceux qui témoignent le plus de
vigueur. Le séton , qui n'agit pas toujours avec
assez de promptitude pour sauver les animaux
attaqués , a été reconnu comme le meilleur moyen
préservatif des dangers du claveau , et a été employé ainsi avec beaucoup de succès (1). Préparé
de la sorte , si le claveau se manifeste dans un troupeau, on ne doit pas hésiter de claveliser tous les

_____

(1) *Bibl. britann.* , t. X , p. 217, Agric.

animaux sains, en observant les règles prescrites plus haut(140 etsuivans), et celles du traitement, qui feront la matière du reste de ce chapitre.

155. Si au contraire la santé du troupeau incline vers la cachexie ; si plusieurs bêtes ont porté la bouteille; si la veine de l'œil et la peau sont pâles ; si la laine s'arrache facilement et manque de suint; si la force musculaire est peu considérable ; s'il est sujet aux hydropisies , à la pourriture, on se préparera au claveau en donnant chaque matin une jointée d'avoine par tête de mouton, en lui accordant un peu de fourrage sec , et principalement de la luzerne , outre sa nourriture·ordinaire au pâturage. Je ne puis qu'attacher beaucoup de prix à ce changement de nourriture , ayant vu guérir des brebis qui avaient une pourriture bien confirmée par la seule nourriture à la luzerne. Ainsi un repas sec le matin produira dans le troupeau·les plus heureux effets. On y réunira les soins de propreté , comme le nettoiement des bergeries: si alors la clavelée paraît dans le troupeau , on pourra se livrer avec plus de sécurité à la clavelisation, en la secondant par les soins décrits plus haut (140 et suiv.), et par·le traitement que nous allons indiquer.

Article X. *Traitement du Claveau benin.*

156. Quand le claveau est benin, on peut s'abstenir de tout traitement pharmaceutique : les soins hygiéniques suffisent toujours pour lui procurer une terminaison facile. Ils consistent en une nourriture rendue plus fraîche par les racines, en eau blanchie avec de la farine, qui excite les moutons à boire, et tenue à portée, pour qu'ils puissent en user à volonté; en une température modérée, et autres soins indiqués plus haut (154); enfin, dans la formation du plus grand nombre de petites divisions que l'on pourra dans le troupeau. Moins il y aura de bêtes malades entassées et mieux cela vaudra : si l'on peut employer à cet effet des bergeries séparées, on fera bien; sinon, on se prévaut au moins de claies, pour faire, soit au parc, soit dans la bergerie, le plus grand nombre de petites séparations possible. On y enferme quatre à cinq moutons malades à-la-fois, et on laisse plusieurs pieds de distance entre chacune de ces séparations, qui sont assez grandes pour que les moutons puissent y tenir sans s'y entasser. On doit éviter la chute de la rosée, la pluie, et les autres météores froids et humides, fort nuisibles aux moutons attaqués du claveau ; leurs impressions font souvent rentrer l'éruption

et la portent sur les organes internes. Enfin, si l'on a pu être averti à temps de l'invasion du claveau par l'invasion des troupeaux voisins, on s'y sera préparé sans doute en enlevant complétement le fumier, et alors on tiendra la bergerie nettoyée tous les deux jours au moins. Quand le claveau a une fois éclaté, on regarde comme nuisible aux bêtes malades l'enlèvement d'une grande masse de fumier. Cette opération donne, dit-on, un mauvais caractère au claveau.

157. Après l'enlèvement du fumier, et avant de ramener les moutons à l'écurie, on provoque le renouvellement de l'air en allumant un feu clair au fond de la bergerie, et en ouvrant toutes les issues. Dans l'été, on se contente d'ouvrir par-tout, et d'arroser les murs pour procurer de la fraîcheur par le moyen de l'évaporation. On n'arrose pas le sol, pour que les moutons malades n'éprouvent pas, en s'y couchant, l'effet du contact de l'humidité.

158. Si le claveau venait à rentrer chez quelque animal, ou qu'il tardât trop long-temps à se manifester après la fièvre d'incubation, on en solliciterait la sortie par l'emploi des sudorifiques. On emploie alors l'infusion d'une pincée de fleurs de sureau dans un demi-litre d'eau bouillante; on administre quand l'infusion est encore

chaude. Si le sujet est fraîchement tondu, on le couvre pour le préserver du froid. On réitère le sudorifique deux fois par jour.

ARTICLE XI. *Traitement du claveau inflamma-toire.*

159. Si malgré tous les moyens préparatoires indiqués ci-dessus (154), le mouton est attaqué d'un claveau compliqué d'inflammations internes, on,ne peut se dissimuler que sa position est d'autant plus critique, que les remèdes agissent avec lenteur, et que la maladie marche avec une grande célérité ; cependant on ne négligera pas les moyens qui peuvent concourir à sauver l'animal. On administrera les boissons mucilagineuses d'eau de mauve données tièdes ; les lavemens de même nature, et le séton au poitrail, dans lequel on passera un morceau de racine d'ellébore pour en activer l'effet. Le séton est sujet à fournir une escarre gangréneuse ; mais il vaut mieux encore avoir à la panser, et, s'il est possible, attirer à la surface la violente inflammation qui se manifeste à l'intérieur. Le cataplasme de moutarde a aussi de bons effets. La saignée devra être tentée quand la réaction inflammatoire sera violente ; mais la saignée à la joue donne bien peu de sang, et celle à la jugulaire demande à être

faite par un artiste accoutumé à cette opération.
Au reste, le nombre des cas où l'on sauvera l'animal sera toujours bien petit. Ces moyens déterminent quelquefois le claveau à se montrer à l'extérieur, et alors on pourra espérer la guérison.
D'autres fois, l'inflammation disparaît et le claveau s'évanouit; mais plus fréquemment l'inflammation continue ses progrès, la gangrène s'empare de quelque viscère et l'animal meurt.

ARTICLE XII. *Traitement du Claveau irrégulier*
externe ou interne.

160. Le traitement doit avoir ici pour but de
ranimer les forces vitales, qui sont toujours affai-
blies dans l'état cachectique, et de favoriser la
tendance du centre à la circonférence, en augmentant l'action de la peau, et d'attirer ainsi la
variole sur l'organe cutané; enfin, de s'opposer
aux accidens locaux que des ulcères atoniques et
gangréneux ne manquent pas de produire.

161. D'abord la température doit être modérée; on doit éviter la chaleur et le froid, mais
chercher à avoir de 12 à 14 degrés centigrades
en hiver, et en été au plus 20 dans la bergerie.
On donne pour nourriture au mouton affecté
une soupe au vin chaud, et deux à trois fois par
jour un verre d'infusion de sureau chaude, telle

que nous l'avons décrite plus haut (158). Enfin
on bassinera les plaies avec de l'eau salée, qui a
paru faire un grand bien dans ce cas. On panse
celles qui sont profondes avec le digestif animé
par l'essence de térébenthine. On a soin d'ouvrir
tous les dépôts dès leur formation et sans attendre
la maturation, ces amas d'humeurs corrosives
étant sujets à se faire jour entre les muscles, et
à ronger tous les tissus environnans sans jamais
parvenir à faire un pus lié. Si le claveau mena-
çait les yeux, on frotterait le bord des paupières,
et on ferait pénétrer au-dessous un peu d'onguent
ophthalmique mercuriel rouge, que l'on trouve
chez les apothicaires. On en emploie, pour chaque
œil, de la grosseur d'une tête d'épingle. Quand
le claveau se porte sur la gorge et gêne la déglutition, on fait des injections avec de l'eau tiède,
dans laquelle on fait dissoudre un peu de miel
rosat, ou que l'on aiguise avec l'eau-de-vie.
Quand il survient des accidens graves, comme
la chute du sabot, celui des tégumens de toute
une surface, on la bassine avec le laudanum
liquide, et on la panse avec des étoupes imbibées
de teintures d'aloës ou d'essence de térébenthine,
mais sans se flatter d'un grand espoir de succès.
Si les pustules rentrent et s'affaissent, on passera
des sétons au poitrail, dans lesquels on mettra

de la racine d'ellébore, et on aura recours à l'infusion de sureau décrite ci-dessus (158).

~~~~~~~~~~~~~~~~~~~~~~~~~~~~~~~~~~~~

CHAPITRE III.

———:———

La maladie aphthongulaire.

162. La maladie *aphthongulaire* (caractérisée
par des aphthes et le mal de pied entre les ongles)
est bien moins grave que les affections que nous
venons de traiter, et attire plutôt l'attention par
l'étendue de pays qu'elle occupe, que par les ravages qu'elle cause. La maladie se déclare par
cet ensemble de symptômes que l'on a appelé fièvre
muqueuse, parce qu'il annonce la lésion du système
muqueux. Ainsi l'animal tremble, a froid aux
extrémités, est raide, voûté, respire avec gêne,
est ordinairement constipé ; son pouls est accéléré
et peu développé ; il cesse de ruminer ; son lait
diminue en quantité, comme en principes nutritifs.

163. Ces symptômes généraux ne sont pas
long-temps isolés: des mucosités découlent de la
bouche de l'animal malade ; son haleine est mau-

vaise; l'intérieur de la bouche, très-enflammé, se couvre d'ampoules , ainsi que les lèvres, le bout du nez et même l'intérieur des naseaux; ces mêmes ampoules se montrent aussi à l'intervalle entre les deux ongles du pied. Vers le quatrième jour, les ampoules s'ouvrent et laissent à découvert de larges plaies: alors l'animal, qui avalait et mâchait avec difficulté, commence à faire l'une et l'autre fonction; l'écoulement visqueux cesse , et peu-à-peu tout se cicatrise et rentre dans l'ordre ordinaire de la santé.

164. L'inflammation se manifeste souvent à plusieurs pieds à-la-fois, et elle est plus ou moins violente; souvent l'animal ne peut plus s'appuyer sur l'extrémité malade et marche à genoux; d'autres fois l'inflammation se propage jusque dans le canal biflexe, situé dans le fond du sinus entre les deux ongles; enfin , dans les cas les plus graves, elle cause la chute de l'ongle : mais dans tous ces cas les symptômes disparaissent ordinairement au bout de quelques jours, et la maladie se guérit radicalement d'elle-même, pourvu qu'on n'en contrarie pas la marche , et qu'on se borne à la traiter avec ménagement par les tempérans et les mucilagineux.

165. Telles sont les singulières apparences de la maladie. A son premier aspect, celui qui ne

l'a pas encore observée craint le glossanthrax, et quand la marche bénigne de la maladie de la bouche l'a rassuré, il croit avoir à traiter le piétain contagieux : de bons vétérinaires mêmes s'y sont mépris. Mais quand le mal de pied lui-même a cédé aux moyens les plus doux, quand on s'est assuré qu'il n'était sujet à aucune récidive comme le piétain : alors on se livre avec plus de sécurité à l'examen des analogies curieuses que l'ensemble de cette maladie offre avec la variole ; elle se montre, comme elle, par des éruptions accompagnées d'une fièvre muqueuse ; sa marche est régulière comme celle de la variole; les pustules qui surviennent aux mamelles des vaches pendant la maladie aphthongulaire, ont la ressemblance la plus surprenante avec les pustules vaccinales; enfin, comme nous l'établirons plus loin, la maladie est contagieuse, et elle n'attaque qu'une seule fois chaque individu.

166. Mais toutes ces propositions ont besoin d'être prouvées, car on a à plusieurs reprises jeté des doutes sur la propriété contagieuse de la maladie aphthongulaire. Ainsi, l'auteur du rapport sur l'épizootie de la vallée d'Auge en 1810 (1), ayant inoculé sans succès plusieurs animaux, en

(1) Je crois que c'est M. *Huzard.* Voy. *Annales d'Agr.,* t. XLIV, p. 8.

mettant en contact l'humeur qui découlait des
ampoules, avec la bouche et la langue d'animaux
sains, et n'obtint aucun résultat propre à la faire
regarder comme non contagieuse : je crois qu'il
aurait fallu se servir pour cette inoculation de la
bave qui coulait de la bouche au moment de la
formation des ampoules, et non de l'humeur des
ampoules. M. *Gohier* avança , d'après quatre
observations dont il ne donna pas le détail ,
que la maladie n'était pas contagieuse (1). Ces
auteurs et quelques autres n'ont au reste élevé
que des doutes , sans prétendre affirmer positive-
ment la non contagion de cette maladie.

167. Les autorités ne manquent pas, d'un autre
côté, pour établir la contagion de la maladie aphthongulaire. *Sagard*, qui l'observa le premier en
1763, la regarde comme très-contagieuse (2) ;
Leroy, qui la vit à Milan, *Krafft*, dans le duché
de Nassau, *Valois* à Versailles (3), *Saloz* en
Suisse, et une foule d'autres, ne firent aucune
difficulté de lui reconnaître cette qualité ; mais
les autorités ne sont rien dans les sciences naturelles, si l'expérience ne vient confirmer les
assertions. Voici donc les faits qui me semblent

(1) *Soc. d'Agr. de Lyon*, 1810, p. 35.
(2) *Paulet*, t. I, p. 398 et suiv.
(3) *Annales d'Agr.*, t. XLII, p. 388.

irréfragables à cet égard. *Buniva* inocula la maladie à des veaux et à des bœufs, et obtint un
succès presque constant ; il observa que la maladie se bornait chez quelques-uns à la fièvre muqueuse sans éruptions, et que chez d'autres elle
était accompagnée d'éruptions dans la bouche et
à l'ongle ; que chez les premiers elle durait six à
sept jours, tandis qu'elle durait vingt jours et
plus chez les autres ; il assure que ceux qui avaient
seulement la fièvre transmettaient indifféremment
l'une et l'autre variété, comme ceux qui avaient
des éruptions : on ne pouvait pas admettre d'une
manière plus positive la contagion (1). M. *Saloz*
inoculait à Aigle des vaches et des moutons : sur
six vaches inoculées, cinq avaient contracté la
maladie, et deux moutons sur trois (2).

168. A l'appui de ces expériences directes
viennent une multitude de faits. Le lait des vaches
malades donne des aphthes dans la bouche aux
hommes qui s'en nourrissent (3). On suivait, aux
environs de Paris, le cours de la contagion qui

(1) *Calendario della Soc. agraria*, 1812; et *Annales
d'Agr.*, t. XLIX, p. 360.

(2) *Rapport de l'Ecole de Lyon*, pour 1811 ; et *Annales
d'Agr.*, t. LI, p. 72.

(3) *Sagard*, dans *Paulet*, t. I, p. 398 et suiv.; et
Annales d'Agr., t. LV, p. 43.

était sortie de l'étable d'une nourrice pour se communiquer aux environs (1) ; on ne pouvait pas l'attribuer au régime, puisque plusieurs espèces d'animaux se la communiquaient (2): M. *Gohier,* qui ne croyait pas à la contagion, avouait qu'il était survenu aux hommes qui avaient manié du pus et tenté des inoculations, des aphthes dans la bouche (3) ; enfin on observa que la maladie s'étant montrée en France au commencement de l'hiver 1811, elle épargna les animaux qui avaient été attaqués l'année précédente (4); ce qui achevait de lui donner la plus grande analogie avec les autres maladies contagieuses et en particulier avec la vaccine.

169. Il fallait donc bien reconnaître dans la marche de toutes les épizooties aphthongulaires dont nous possédons la description, une maladie catarrhale tirant sans doute sa première origine des intempéries atmosphériques, mais se propageant ensuite par contagion et hors de l'influence

_____

(1) *Ecole d'Alfort,* 1810.

(2) *Annales d'Agr.,* t. XLIV, p. 15.

(3) *Compte rendu de la Soc. d'Agr. de Lyon,* 1814, p. 36.

(4) *Rapport de l'Ecole de Lyon pour* 1811 ; et *Annales d'Agr.,* t. LI, p. 61.

de ces intempéries. Il paraît que, dans cette affection , les muqueuses sont les premières affectées ;
que la fièvre dénote les états d'irritation , que
cette irritation s'accumule ensuite sur les membranes de la bouche , et qu'il y a aussi irritation
locale ou sympathique des tissus du pied ; que tout
rentre dans l'ordre de la santé à-la-fois dans le
plus grand nombre des cas, mais que dans quelques cas aussi l'inflammation du pied se prolonge
plus long-temps ; ce qui n'est qu'un phénomène
ordinaire causé par la difficulté des résolutions
dans cet organe, dont les tissus sont fort resserrés,
et où toutes les espèces d'irritation sont sujettes à
devenir chroniques.

170. Au reste, cette maladie est si peu-redouta-
ble, que *Buniva* rapporte qu'on ne perdit pas une
seule bête sur deux mille qui en furent attaquées
dans une épizootie. Cet auteur est en cela d'accord
avec tous ceux qui en ont traité , et avec le rapport de la vallée d'Auge. D'ailleurs , elle reste
souvent long-temps sans reparaître , et n'a pas la
fréquence des autres maladies contagieuses des
bêtes à laine. Quant aux causes qui peuvent déterminer sa première éruption, on les a attribuées
à mille circonstances , aux brouillards , à l'humidité des saisons, aux fourrages vaseux, et à d'autres causes qui , par le vague de leur énoncé et

par leur accumulation, nous prouvent assez qu'on a cherché à entasser les conjectures, plutôt qu'à choisir et analyser les faits.

171. Le traitement de la maladie est au reste fort simple : ne pas fatiguer le troupeau ; lui procurer de l'eau fraîche et des nourritures faciles à avaler, comme de l'eau blanche, et des racines hachées menues ou cuites. Tels sont les soins généraux qui suffiront au plus grand nombre des animaux. Quant à ceux qui paraissent plus fatigués de la maladie, on leur fait des gargarismes acidulés, composés de décoction d'orge édulcorée avec le miel, et aiguisée avec le vinaigre ; on injecte avec une séringue sans s'embarrasser si l'animal en avale. Quand les ulcères sont si étendus qu'ils empêchent toute déglutition, on émousse la sensibilité de la bouche en la bassinant une seule fois avec de l'eau saturée d'alun. Les animaux paraissent ne pas éprouver tant de gêne après cette opération ; les pieds sont lotionnés avec l'eau de mauve, et si leur inflammation devient très-considérable, on les entoure de cataplasmes de feuilles de mauve. Quelquefois on est obligé d'ouvrir le canal biflexe enterdigité quand la suppuration s'établit dans son trajet ; d'autres fois, la chute du sabot entraîne quelques soins et un pansement méthodique de quelques jours avec des plumasseaux imbibés

11 *

d'essence de térébenthine, que l'on ne renouvelle qu'au bout de quatre ou cinq jours. On trouve alors l'ongle en train de se régénérer, et après un ou deux autres pansemens, l'animal est guéri.

CHAPITRE IV.

La Gale.

ARTICLE Ier. *Historique et Description.*

172. La gale est une éruption cutanée, contagieuse, caractérisée d'abord par une partie de la surface de la peau irritée se couvrant de petites pustules, dont le pus coagulé forme des croûtes au-dessous desquelles existe une petite ulcération. L'irritation se propage, s'étend, et finit quelquefois par couvrir une vaste surface. Elle n'excite pas de fièvre, et ne change rien d'abord à l'habitude générale de l'animal; ce n'est que par la suite et en occasionnant le marasme, qu'elle lui devient fatale. Cette maladie est une des plus désagréables qu'un propriétaire puisse avoir dans son troupeau, non-seulement par la perte de laine qu'elle occasionne, mais

encore par la difficulté d'en finir, sur-tout dans les races fines, et quelquefois par la violence avec laquelle elle s'étend, et l'impossibilité d'y remédier quand un grand nombre de bêtes ont une gale invétérée. On a été dans le cas de renouveler des troupeaux mérinos entiers, chez lesquels on avait laissé s'enraciner une telle maladie. On évitera toujours un pareil malheur quand on donnera les soins convenables dès le début.

173. Les anciens connaissaient bien la gale des moutons : *Turpis oves tentat scabies*, dit *Virgile;* et dans le moyen âge le tac de *Rabelais* (1) et de *Belon* (2) ne sont autre chose que la gale, que l'on traitait alors comme aujourd'hui, dans les provinces méridionales, avec l'huile de cade, que l'on appelait *huile de tac.*

174. Il est facile de reconnaître un mouton qui est affecté de la gale, sans faire aucune recherche minutieuse. La vive démangeaison qu'il éprouve le force à se gratter contre les corps environnans et avec ses pieds. Aussi la partie galeuse est-elle toujours salie à sa surface, et comme la sécrétion du suint cesse dans les points affectés, la laine y est blanche et sèche en dedans. Si l'on

(1) *Prologue* du 4e. livre de *Pantagruel.*
(2) *De Medicamentis*, cap. 1.

touche la peau, on la sent dure et épaisse; enfin
la jarre y abonde, la laine y est inégale et plusieurs mèches débordent les autres.

175. Si l'on se livre ensuite à un examen plus
particulier de l'animal, et qu'on écarte la laine
pour reconnaître l'état de la peau, on reconnaît
qu'elle passe par différens états successifs, selon
les périodes de la maladie. *Période d'infection.* Ce
période a sur-tout été observé depuis les expériences d'inoculation de la gale. On remarque
d'abord un point rouge, à peine visible, qui se
développe et s'étend avec plus ou moins de lenteur, selon que la race a la peau plus ou moins
épaisse. Dans celles à peau très-épaisse, elle
avorte quelquefois sans se développer, tandis que
dans les mérinos elle fait les progrès les plus rapides.

176. *Période d'éruption.* Vers le douzième jour
environ, dans les races fines, la surface affectée
se couvre de petites pustules très-rapprochées et
très-petites dans la plupart des animaux, mais
plus larges chez quelques autres. Le prurit se
manifeste alors, et devient très-incommode pour
l'animal, qui ne cesse de se gratter; la peau devient raide et dure, et prend une teinte de bleu
verdâtre; en la maniant, on sent qu'elle est couverte de petites duretés saillantes.

177. *Période de suppuration et de propagation.*
Quatre jours après, le mouton, en se grattant,
ouvre le sommet des pustules ; la matière qu'elles
contiennent s'échappe et se concrète au contact
de l'air ; elles forment des croûtes au-dessous desquelles s'étendent des ulcères et où se ramasse
le pus ; la laine se perd, devient jarreuse, inégale, sèche, cassante, de mauvaise qualité. Dès
lors la gale s'étend 'de proche en proche, gagne
les surfaces circonvoisines, où elle se manifeste
par la reproduction des périodes que nous venons
de décrire.

178. *Période de marasme.* Si la gale n'est pas
traitée, la surface presque entière de la peau s'en
couvre, la laine se perd, la transpiration n'a plus
lieu, les ulcères produisent un pus qui creuse de
nouveaux foyers. Les organes digestifs contractent
une irritation habituelle, chronique, par une affection sympathique avec celle de la peau ; souvent les poumons annoncent par la toux qu'ils
participent aussi à ce désordre ; les moutons mai-
grissent, deviennent cachectiques, hydropiques,
phthisiques, ou meurent de la diarrhée ; ou encore il se fait une métastase sur un organe essentiel
à la vie ; la gale se dessèche, il survient une apo-
plexie et l'animal meurt subitement.

179. Les ouvertures des animaux galeux nous

montrent une grande variété de ces effets sympathiques : on a reconnu le plus souvent des affections chroniques du tube intestinal, qui était
rempli d'une grande quantité de crinons ; mais
dans d'autres cas aussi on a vu le foie squirrheux,
ou la rate volumineuse, ou des épanchemens dans
la poitrine, l'abdomen ; le cerveau ; des squirrhes
au cœur, à l'estomac, au foie, etc. La peau était
infiltrée de sang et d'eau rouge-noir au-dessous
des places galeuses ; le tissu cellulaire était desséché, etc.

180. La gale consiste donc évidemment dans
une irritation permanente et croissante de l'organe
cutané, dont les effets sur la santé ne sont pas
d'abord sensibles, mais qui en s'augmentant en-
traînent dans leur action sympathique les organes
internes, et causent une disposition inflammatoire
chronique de différens viscères. C'est sous ce point
de vue qu'on doit considérer tous les épiphéno-
mènes, et il est inutile de s'en occuper avant
d'avoir attaqué et guéri l'affection principale, ou
au moins d'en mener de front avec leur curation,
celle de cette affection principale et primitive, qui
est l'irritation de la peau.

181. La gale attaque principalement les parties bien couvertes de laine, la croupe, le dos, la
queue, les flancs, le cou ; quand elle occupe tout le

cou, elle rend les mouvemens de flexion très-difficiles par la raideur qu'elle communique au cuir; elle se montre rarement sur les parties dénudées de poils.

182. Au reste, on voit quelquefois paraître dans les troupeaux des éruptions simulant la gale, mais qui en diffèrent par leur guérison spontanée. Le rapport de l'Ecole vétérinaire de Lyon pour 1811 nous en donne un exemple frappant: « Vers la fin de l'hiver, dit M. *Rainard*, rapporteur, un grand nombre de mérinos ont perdu de leur laine; à ce symptôme se joignaient le prurit, la dureté de la peau, et des éruptions pustuleuses plus ou moins épaisses, plus ou moins étendues; on croyait reconnaître la gale, et cependant on a vu tous ces accidens disparaître d'eux-mêmes, et la laine revenir sur les parties qui en avaient été dépouillées. L'*acarus scabiei* a été inutilement cherché : des frictions rudes pour faire tomber les croûtes, des lotions de décoction de graine de lin pour assouplir la peau, de la graisse térébenthinée pour la fortifier, ont accéléré, sinon assuré, le retour de l'état naturel (1). » L'erreur que l'on pourrait commettre ici ne serait pas de longue durée, et serait sans inconvénient.

_____

(1) *Annales d'Agr.*, t. LI, p. 62.

183. La·marche de la gale est plus ou moins
pressée selon la saison ; elle se ralentit en hiver ,
mais redouble d'activité au printemps ; elle est fa-
vorisée par les temps humides et chauds, qui assou-
plissent le tissu de la peau. La santé de l'animal
contribue aussi à favoriser ou à contrarier son développement ; elle attaque difficilement les animaux cachectiques , faibles, les races à cuir épais,
ou à laine claire et rare ; mais elle se montre avec
prédilection sur les animaux sanguins , à peau
fine, à laine tassée ; sur les béliers qui n'ont point
ou trop peu de femelles, ou sur les moutons qui
ont été châtrés trop tard , sur les brebis stériles
et bien portantes. La race mérinos y est particulièrement sujette, et quand une fois elle s'est étendue sur un troupeau, il devient difficile d'en
arrêter les progrès.

ARTICLE II. *Causes de la Gale.*

184. Si nous ouvrons les auteurs qui traitaient
de cette maladie il y a vingt ans , nous trouvons
une multitude de causes assignées à la gale. C'est
l'arrêt de la transpiration, la viscosité des humeurs , l'épaississement de la lymphe, etc. , et
les causes déterminantes sont, selon eux , les longues maladies, la nourriture peu convenable, les

pluies froides, les changemens de température (1);
les oies, les cochons qui entrent dans la bergerie,
les fientes de poules, le fumier des chevaux etc.
On doit se méfier beaucoup , en médecine , des
causes très-variées employées pour expliquer une
maladie contagieuse , sur - tout quand elle est si
uniforme dans sa marche et dans ses symptômes.
Un virus seul peut produire des effets si réguliers,
parce qu'il a en lui tous les principes de la maladie ; tandis que des causes variées et étrangères
à la maladie ne pourraient en reproduire constamment tous les élémens , si ce n'était par l'effet
du hasard, dont les chances seraient si fortes,qu'on
ne pourrait pas présumer de les voir se représenter si souvent. En effet, qu'un animal sorte d'un
lieu fort échauffé pour entrer dans un lieu froid
ou *vice versâ* , il pourra gagner un simple catarrhe
nasal ou bronchique, ou pulmonaire , ou bien une
péripneumonie, une pleurésie , un céphalitis, ou
même dans quelques cas un hydrothorax, une
ascite, etc.; mais l'affection sera aussi variée que
les sujets , et les phénomènes accessoires des maladies ne le seront pas moins. D'un autre côté,
l'affection primitive débutera toujours sur les organes où se fait l'application du stimulus. Ainsi,

_____

(1) *Chabert , De la gale* , p. 18 et suiv.

les substances irritantes ne produiront pas les maladies catarrhales, mais des maladies du tube
intestinal ; les mauvaises nourritures ne causeront
pas une inflammation de poitrine ou de cerveau,
mais le marasme ou l'embarras gastrique : tandis
que dans les auteurs qui traitaient de la gale, elle
prenait naissance avec le même appareil de symptômes, sous l'influence de causes très-différentes,
qui n'étaient que coexistantes avec l'origine de la
maladie, mais n'avaient aucun rapport avec elle,
et tout au plus étaient des circonstances favorables
à son développement.

185. Il est aisé de voir que ces principes nous
conduisent à ne reconnaître que la contagion pour
cause de la gale, et c'est en effet la seule qui soit
certaine. Reste à examiner la nature du virus qui
produit la maladie. Il n'est pas dans le sang
(comme dit le vulgaire), et la transfusion opé-
rée par *Coxe* (1) du sang d'un chien galeux dans
un chien bien portant, n'avait produit que la
guérison du galeux sans infecter celui qui était
sain. Il perd ses propriétés contagieuses par le
desséchement et le broiement ; ce qui annonce
que c'est moins dans sa composition chimique que
dans ses formes physiques propres, que consiste

_____

(1) *Transact. philos.*, mai 1677, n°. 25.

sa virulence ; enfin l'humeur de la gale elle-même , non broyée , cesse d'être contagieuse , si on l'isole d'un animalcule qui accompagne les pustules et qui s'y nourrit.

186. Cet animal est très-facile à reconnaître en été. Dans l'hiver , il se cache sous les croûtes psoriques, et il est malaisé à examiner, parce que le froid lui ôte presque aussitôt la faculté de se mouvoir ; mais ce froid qui l'engourdit prolonge aussi sa vie en suspendant l'action de ses organes, et il est aisé de le conserver vivant tout l'hiver dans un lieu humide , tandis que dans l'été il meurt en trois à quatre jours s'il est séparé de la peau du mouton. L'été, et grossi au microscope ou à la loupe , on reconnaît un arachnide de la famille des acarides et du genre des acares (*acarus*. L., *sarcoptes*. Latreille), qui a été décrit et figuré par M. *Walz* (1) , et dont la figure a été répétée depuis par plusieurs auteurs(2). Des animaux de même genre , mais d'espèce différente , avaient déjà été trouvés dans la gale de l'homme , et se sont depuis manifestés aux observateurs dans celle du cheval , du chien , du chat.

_____

(1) *De la gale des moutons.*

(2) *Annales d'Agr.* , t. XLVII, p. 227; *Dict. des Sciences méd.* , t. XVII, p. 253.

187. Cet acare est-il la cause ou l'effet de la gale ? Il fallait, pour décider ce point, plusieurs observations, qui me paraissent avoir porté la solution à un point très-satisfaisant de clarté. *Walz* mit sur un mouton une acare femelle, pleine, et au bout de seize jours il l'aperçut qui traînait après elle ses petits attachés à ses pattes. Ils ne tardèrent pas à pénétrer dans la peau, à y développer les mêmes symptômes, à y grossir, à s'y accoupler, à y pulluler. Un acare mâle introduit sur la peau d'un mouton y occasionna une irritation, mais sans aucune suite (1). M. *Galès* prit des acares humains vivans, les plaça sur sa peau; ils furent recouverts d'un verre de montre contenu par un bandage : le lendemain, trois petites pustules miliaires de la gale se manifestèrent sur la peau; des enfans inoculés de la même manière furent bientôt couverts de gale, et la communiquèrent à des enfans sains qui furent mis en contact avec eux.

188. A ces deux expériences on a objecté que peut-être les acares entraînaient avec elles une portion du virus qui produisait la contagion. Les deux expériences suivantes répondent suffisamment à cette difficulté : 1°. on a choisi du virus

(1) *Walz*, *De la gale des moutons*, 1re. partie, § vi.

d'une pustule, que l'on a examiné soigneusement au microscope pour s'assurer qu'il ne contenait ni acare, ni rien qui eût une apparence organisée : ce virus n'a point suffi pour produire la contagion ; 2°. on a pris du virus en assez grande quantité, que l'on a broyé entre deux corps durs et polis : ce virus n'a plus été susceptible de produire la contagion, tandis qu'une portion réservée et non broyée a communiqué la gale.

189. On objecte que souvent on ne trouve pas l'acare dans des places infectées de gale ; mais il faut observer que l'acare ne se trouve jamais que dans les pustules récentes, et que quand elles s'ouvrent et se dessèchent, elle les quitte pour aller faire une nouvelle piqûre et produire une nouvelle pustule. C'est dans ces pustules qu'il faut les chercher.

190. D'après tous ces faits, il paraît difficile de ne pas croire que la gale ne soit causée par l'acare propre à chaque espèce, et dès lors il est impossible de penser que cette maladie ne soit toujours un effet de la contagion plus ou moins marquée, et que dans le cas où elle paraît avoir été spontanée, les circonstances ont été seulement favorables au développement des acares. L'existence d'une espèce différente d'acare propre à chaque animal doit nous faire désirer de nouvelles

expériences pour décider entre quelles espèces
d'animaux différens elle peut se propager. La
gale des herbivores ne paraît pas pouvoir se communiquer aux carnivores ; on a inutilement essayé d'inoculer celle des moutons et des chevaux
à l'homme ; mais on dit qu'il y a des exemples
nombreux qui prouvent qu'il est susceptible de
prendre celle du chien.

ARTICLE III. *Traitement préservatif.*

191. La théorie que nous venons d'exposer
sur la gale des moutons n'est pas une de ces spé-
culations vaines, sans utilité dans la pratique ;
comme elle repose sur les faits les plus positifs,
elle va nous guider dans le traitement de cette
maladie. Nous verrons d'abord que pour se mettre
à l'abri de la contagion, il importe sur-tout d'é-
viter les troupeaux malades, et j'ai l'expérience
positive d'une contrée où la gale est ignorée,
parce que les troupeaux y vivent isolés, à côté
d'une contrée où elle est endémique, parce que les
troupeaux y sont toujours mêlés : la situation des
pâturages favorise donc plus ou moins les mesures préservatives de cette maladie. Quand les
pâturages sont isolés, il suffit de tenir éloignés les
troupeaux maraudeurs, et de se mettre en garde
contre les bêtes achetées au marché ou qui y ont

été conduites ; mais ces précautions ne peuvent être prises pour les troupeaux qui paissent en commun. *Tessier* recommande un bain complet pour les troupeaux qui arrivent de voyage (1) ; en Angleterre, on les enduit, aussitôt après la tonte, d'un onguent composé de poix liquide, de graisse et de sel commun : cet enduit, dit-on, sert de préservatif pour l'année entière (2). Ces deux usages étaient connus des anciens, qui compliquaient beaucoup plus leur onguent, et après avoir baigné leurs moutons tondus, les frottaient de marc d'olive, dans lequel ils mêlaient du mercure, du soufre, de la poix, de l'oignon de scille, de l'ellébore et du bitume (3). *Arthur Young* dit que, dans les environs de Bedfort, on enduit les troupeaux, au mois d'octobre, d'un onguent composé de poix résine et de beurre, qu'on regarde comme très-propre à les préserver de la gale, et même à favoriser la croissance de la laine (4). Ces tentatives n'ont pas été faites en France ; et j'ignore quel en serait le succès ; mais si ces onguens ne devaient pas détériorer la laine, et qu'ils

(1) *Inst. pour les bêtes à laine*, p. 211.
(2) *Reuss, Inst. vétér.*, 1794, p. 162.
(3) *Virgile, Géorg.*, liv. III, vers 445 et suiv.
(4) *Voyage au Nord*, t. II, p. 45.

préservassent en effet de la gale, ils seraient d'un
usage merveilleux pour les propriétaires de mérinos, désolés trop souvent par la durée de ce
mal. On conçoit bien comment, tant que l'enduit
dure sur la peau, l'acare ne peut parvenir à s'y
loger ; mais il est douteux que cet effet se sou-
tienne toute l'année et que, dans le cas où il du-
rerait, il ne préjudiciât en rien à la laine. Au reste,
on ne saurait mettre trop de scrupule, tout en faisant le traitement curatif que nous allons décrire,
dans l'exécution stricte des précautions générales
contre la contagion que nous avons décrites plus
haut (32 et suiv.).

Article III. *Traitement curatif.*

192. Détruire l'animalcule qui produit l'irritation de l'organe cutané, c'est faire disparaître
en même temps la cause de tous les phénomènes
qui sont le produit des sympathies, quand celles-
ci ne sont pas devenues elles-mêmes essentielles
par la force de l'habitude. Il faudrait savoir jusqu'à quel point il convient de traiter dans le mouton ces affections chroniques internes, sur lesquelles un long traitement peut seul avoir quelque
prise. Il me semble que la question est décidée
pour le plus grand nombre de sujets dont le prix

serait inférieur à la valeur du traitement, et quant à ceux qui sont d'un grand prix, il est probable qu'on ne laissera pas invétérer la maladie au point d'exiger un long traitement interne consécutif au traitement topique : c'est donc principalement de ce dernier qu'il faut s'occuper.

193. Pour celui-ci, nous n'avons que l'embarras du choix, tant les substances les plus diverses ont été accumulées dans les formulaires, et tant il y en a de vraiment efficaces, quoique paraissant avoir des propriétés différentes : c'est qu'il ne s'agit point ici de modifier les propriétés chimiques d'un virus, mais bien de tuer un animal sur lequel on peut agir, ou en l'étouffant, ou en l'empoisonnant. C'est principalement vers ces deux fins que sont dirigées toutes les substances proposées pour combattre l'acare de la gale. L'examen de ces remèdes peut être divisé en trois sections : 1°. celui des remèdes qui sont souvent inefficaces ; 2°. des remèdes qui sont efficaces ; mais dont l'emploi présente quelque danger ; 3°. des remèdes qui sont efficaces et qui ne présentent point de danger dans leur administration. Nous allons les passer successivement en revue dans les articles suivans.

ARTICLE V. *Topiques contre la Gale souvent inefficaces.*

194. La gale reparaît si souvent après avoir paru guérie, qu'on ne doit point se confier à une médication timide, qui, sous le prétexte de la légèreté des symptômes, n'emploierait que des topiques dont l'effet est incertain. Ainsi, quand M. *Tessier* conseille (1) de faire fondre un peu de sel marin dans la salive, et de l'appliquer sur les boutons, il me semble inspirer une confiance trompeuse, qui, pour un moyen décidément insuffisant, peut faire négliger les moyens énergiques qui procureraient une guérison complète.

195. D'autres se contentent d'oindre la place malade avec de la graisse ou du sain-doux (1). Il est certain qu'un acare bien enveloppé de graisse est mort; mais combien de ces petits animaux qui échappent à ce danger à couvert dans leurs pustules, sous la laine, ou sous les écailles de la peau! Ce remède est donc imparfait, et l'on doit d'autant plus s'en défier, que l'on voit l'acare échapper à des moyens bien plus énergiques, qui

_____

(1) *Instr. sur les bêtes à laine*, p. 212.
(2) *Lullin, Des bêtes à laine*, p. 261.

réunissent à cette 'propriété d'étouffer l'animal d'autres vertus plus positives. Au reste , *Lullin,* en conseillant ce remède , en seconde l'effet par des remèdes internes.

196. Les anciens répandaient le marc d'huile sur les pâturages (1) , et il était là encore plus sûrement perdu que sur la peau de l'animal, où l'appliquent *Paulet*(2) et différens autres auteurs: Ce dernier moyen, rentrant entièrement dans les précédens, que *Gesner* avait déjà conseillés depuis long-temps , ne me paraît pas mériter plus de confiance de la part des vétérinaires.

ARTICLE VI. *Topiques contre la Gale présentant quelque danger.*

197. Nous venons de parcourir les topiques que l'on pourrait nommer trop innocens , en voici de nuisibles, qui ne manquent pas ordinairement leur effet sur la gale. Ainsi nous parcourons les deux extrémités de l'échelle, avant de nous fixer dans le juste milieu, que nous devons recommander. Les remèdes de cette classe indiqués par les auteurs peuvent se réduire à trois , les onguens mercuriels, les préparations arsenicales, et celles de plomb.

---

(1) *Calv.*, *De re rusticâ.*
(2) *Malad. épizoot.*, t. II, p. 295.

198. L'onguent mercuriel est sans doute le
premier des médicamens pour bien guérir la gale
des moutons, et il paraît qu'employé dans l'été,
en petites doses et sur les bêtes non nourrices,
on a eu lieu de s'applaudir de ses effets ; mais
cette substance paraît si contraire au tempérament
lymphatique des bêtes à laine, elle est tellement
débilitante du système sanguin, et dans le cas
d'un refroidissement de l'air, d'une pluie, qui
en concentrent l'effet sur les organes internes,
ou d'une dose un peu forcée, et sur-tout dans le
cas d'allaitement, les suites de son application ont
été si fâcheuses, qu'on ne doit pas en conseiller
l'usage, et que dans le cas où l'on se décide à s'en
servir, il faut en diriger l'emploi avec la plus
grande prudence, pour n'avoir pas à s'en repentir.
Or, pourquoi courir ces chances quand plusieurs
autres substances peuvent remplacer celle-ci avec
efficacité ? Deux observations très - frappantes
prouveront ce que j'ai avancé.

199. Un troupeau fut successivement traité
avec l'onguent de soufre et de térébenthine, puis
avec la décoction d'ellébore : la gale, après avoir
cédé en partie à ces remèdes, reparut de nouveau;
le propriétaire, las de ces tentatives infructueuses,
a recours à l'onguent mercuriel. On trace un sillon
sur le dos de l'animal malade de la tête à la

queue, on sépare la laine de part et d'autre, on passe au fond de ce sillon le doigt légèrement enduit d'onguent ; de ce sillon on en fait partir d'autres qui descendent par les épaules, les cuisses jusqu'aux endroits où la laine se termine, on y passe également de l'onguent mercuriel. Cette opération eut lieu au mois de février : aussitôt après l'appétit cessa, mais il reparut bientôt, et les bêtes parurent être guéries. Au bout de dix-huit jours, à la suite d'une légère promenade, on commença à apercevoir des battemens de flanc, ce symptôme s'étendit à toutes les bêtes qui avaient été frottées : leur tête baissée, leur langue hors de la bouche annonçaient leurs souffrances intérieures, et la difficulté qu'elles éprouvaient à respirer. Des médicamens rafraîchissans et adoucissans furent administrés, mais sans beaucoup de succès. Un grand nombre de bêtes moururent avec des tremblemens, une grande salivation, une oppression extrême. A l'ouverture des cadavres, le foie et les poumons étaient d'un rouge foncé, la vésicule du fiel très-grosse et en partie *brûlée*. Telle est l'observation de M. *Morel*, pasteur de l'église réformée de Corgemont (1).

200. La seconde m'appartient. Mon frère

---

(1) *Bibl. britann.*, Agric., t. **XVI**, p. 451 et suiv.

avait un troupeau de mérinos, composé de mères
nourrices et attaqué de la gale. Connaissant les
effets énergiques de l'onguent mercuriel, et sans
me laisser alarmer des funestes effets de l'expérience précédente, que j'attribuais avec juste raison
à la dose excessive employée, je crus me mettre
à l'abri des accidens en me contentant d'une légère onction sur les places galeuses. La dose de
mercure fut en effet assez faible pour ne causer
aucun mal aux bêtes qui avaient été frottées, et
la gale disparut rapidement; mais le mercure
passant dans les agneaux avec le lait des mères,
nous vîmes survenir une maladie très-meurtrière.

201. Tout-à-coup, et sur-tout dans les périodes les plus froids, les agneaux paraissaient
suffoqués; leur respiration devenait courte, pressée; ils avaient un mouvement convulsif de la tête
en avant, et ils mouraient peu d'heures après
l'apparition de ces symptômes: à l'ouverture, nous
trouvions le cœur tendu, plein de sérosités, avec
un seul grumeau de sang dans chaque oreillette;
le poumon tendu, décoloré sur une partie de sa
substance pleine de sérosités; la vésicule du fiel
pleine d'une bile verdâtre; l'estomac distendu,
plein d'air; les vaisseaux lymphatiques de la surface des intestins injectés en blanc; toutes les
grandes cavités saines.

202. Le troupeau était alors partagé en deux divisions, dont l'une était nourrie à la paille sèche, et l'autre aux pommes de terre fraîches : la première, composée d'un petit nombre d'individus dans une grande écurie ; la seconde, d'un grand nombre d'individus plus resserrés. La mortalité fut égale de part et d'autre proportionnellement au nombre, ce qui écartait de l'étiologie de la maladie les circonstances de localité et de nourriture ; mais cette espèce de peste qui venait d'emporter vingt-cinq agneaux avec des circonstances si insolites, nous donnait les plus grandes alarmes, craignant que ce typhus sur les agneaux (dont nous ne soupçonnions pas la cause, voyant le bon état des mères), ne fût inhérent à notre sol, et qu'il ne nous fallût renoncer aux troupeaux.

203. En effet, comment penser que les agneaux qui n'avaient pas été frottés fussent les premiers infectés et que le mercure employé à une dose si légère pût produire des effets si graves ? Un agneau que nous surprîmes à lécher l'onguent mercuriel sur le corps de sa mère, vint nous ouvrir les yeux. Nous nous aperçûmes alors que la mortalité n'avait épargné que quelques agneaux de mères qui étaient peu galeuses : le mercure était en effet la seule cause commune aux deux ber-

geries : nous fûmes donc forcés de reconnaître qu'il avait produit tout le mal, et les frictions ayant alors cessé , la mortalité s'arrêta aussitôt.

204. Observons que dans d'autres animaux il a manifesté la même manière d'agir. Le docteur *Moulin* ayant injecté du mercure cru dans les veines d'un chien, il observa d'abord une toux sèche , courte , très-fréquente , avec difficulté de respirer , semblable à la pousse des chevaux et à la maladie de mes agneaux, sans aucun gonflement apparent de la gorge , aux glandes, ni aux voies de la respiration. L'animal meurt le quatrième jour dans une véritable orthopnée : on trouve après sa mort une sérosité sanguinolente , épanchée dans la cavité de la poitrine , la superficie du poumon parsemée de pustules ou plutôt d'éminences formées par des globules ou amas de mercure , et les ventricules du cœur contenant du sang caillé presque polypeux ; mais on ne trouve de mercure que dans le droit (1). Dans ces divers exemples, nous voyons l'affaiblissement graduel de la respiration ; cette fonction, en s'anéantissant, cesse de communiquer au sang la couleur rouge et les propriétés stimulantes ; les contractions du cœur diminuent en même temps , et les ressorts

(1) *Transact. philos.*, Rapporté par *Paulet*, t. II, page 358.

de la vie s'arrêtent à-la-fois. Telle me paraît être la véritable explication des effets du mercure dans ces différens cas ; explication bien concordante avec les symptômes qu'on remarque chez les ouvriers qui s'empoisonnent avec le mercure. Les symptômes qui se manifestent dans ce cas ont la plus grande analogie avec le scorbut, et l'on sait que dans celui-ci l'état de faiblesse du pouls et par conséquent du cœur, la palpitation et l'essouflement sont des signes caractéristiques, et qu'ils occasionnent la stagnation du sang, de la lymphe, et les épanchemens que nous avons remarqués dans les exemples cités, et enfin l'altération du sang lui-même, qui cesse de recevoir les matériaux nécessaires des organes où il devrait se préparer. Tous ces faits doivent rendre ce remède énergique très-suspect aux propriétaires de troupeaux.

205. Les dissolutions arsenicales ont été prônées par divers auteurs et employées sous diverses formes. *Tessier* conseille 1 kil. ½ d'arsenic sur 10 kilog. de sulfate de fer, bouillis avec 100 litres d'eau, jusqu'à réduction aux deux tiers. On plonge l'animal dans le cuvier qui contient ce médicament, et on le frotte bien avec des brosses ; on a soin que la liqueur ne pénètre pas dans les oreilles ; les hommes qui procèdent à l'opération

doivent être gantés ; on détruit les ustensiles en
bois qui ont servi à l'opération ; on laisse le troupeau vingt-quatre heures sur un terrain où il n'y
a point de paille, et on enterre ensuite la surface
du sol (1). D'autres emploient des recettes très-
composées (2), mais où l'arsenic est uni aux plantes irritantes et narcotiques, et ils s'en servent
en lotions sur les parties infectées de gale. Je
n'ai pas besoin de dire que le bain général décrit
ci-dessus et exécuté de suite après la tonte doit
avoir une grande efficacité ; mais est-il également
vrai qu'on le pratique sans danger même sur des
brebis nourrices et des agneaux nouveau-nés,
comme nous l'assure *Tessier?* D'abord, *Godine*
nous apprend qu'un propriétaire ayant employé
les lotions d'une dissolution d'acide arsenieux
(arsenic du commerce) dans cinquante pintes
d'une décoction de tabac, et à-peu-près autant
d'eau de fumier, ce moyen fut sans inconvénient
sur de petites surfaces et dans la saison froide,
mais qu'au mois de juin et sur la totalité de la
peau de l'animal, ce moyen devint mortel. Le
propriétaire, d'après les premiers résultats heureux, attribua la mortalité au berger, qu'il accusa d'avoir empoisonné son troupeau ; mais

(1) *Tessier, Instruct.*, p. 215.
(2) *Annales d'Agric.*, t. XLVIII, p. 390.

M. *Godine*, ayant fait répéter les lotions sur des animaux sains, obtint les mêmes accidens qu'on avait observés sur le troupeau (1). De plus, M. *Gohier* nous rapporte qu'ayant employé, dans la gale du cheval, la dissolution d'arsenic avec le double de soufre dans 40 à 50 parties d'eau, une seule lotion occasionna de vives coliques, un grand nombre de phlyctènes, et que l'animal mourut empoisonné le seizième jour (2). Ces deux exemples suffiront sans doute pour rendre les propriétaires très - défians dans l'emploi de l'arsenic comme topique.

206. L'effet du plomb sur la gale est très-positif : le sérat de Saturne détruit très-bien l'acare ; mais on ne doit s'en servir que pour les grands animaux, où je l'ai éprouvé d'un excellent usage dans les gales peu étendues ; mais pour les bêtes à laine, la dose nécessaire devient, comparée à la grosseur de l'animal, un véritable poison qui s'insinue dans la circulation et les jette dans le marasme.

ARTICLE VII. *Topiques efficaces ne présentant point de danger.*

207. Les topiques que nous devons conseiller

____

(1) *Rapport de l'École d'Alfort*, 1812.
(2) *Mémoires*, t. II, p. 57.

consistent ou en lotions, ou en onguens, ou en fumigations. Les lotions sont composées de décoctions de plantes narcotiques ou irritantes, qui, en atteignant l'acare, lui donnent la mort. Pour qu'elles puissent remplir cette indication, il les faut abondantes, réitérées et bien chargées des substances vénéneuses : l'oubli de l'une de ces conditions peut faire échouer le traitement. La manière la plus sûre d'administrer ces médicamens, c'est d'en faire une espèce de bain dans lequel on plonge l'animal, et pendant qu'on l'y retient, on fait pénétrer avec une éponge la lotion dans un sillon que l'on pratique en écartant la laine de l'animal le long de l'épine du dos; elle coule ainsi avec abondance sur toute la surface du corps, et va atteindre toutes les portions de peau affectées de la gale, s'insinue sous les croûtes qu'elle humecte; et si une pareille opération est répétée plusieurs fois, et que la lotion soit assez chargée de principes médicamenteux, on obtient la guérison. Les plantes dont on se-sert pour faire une telle lotion, sont le tabac, la racine de varaine, *veratrum album*, ellébore blanc; celle de colchique, *colchicum autumnale*, d'aristoloche, *aristolochia longa, rotunda, clematitis pistolochia.* Je présume que les feuilles de datura et de jusquiame pourraient, ainsi que beaucoup d'autres, remplir le même objet. Ces bains, qui sont sans inconvénient dans le mouton, ne le sont pas dans les animaux qui vomissent. On s'est servi en Provence de la dentelaire, *plumbago europœa,* dont l'infusion dans l'huile a été mise en usage dans la médecine humaine, et qui devrait être très-efficace dans celle des animaux ; de la staphysaigre, *delphinium staphysagria,* et de plusieurs autres plantes âcres ou stupéfiantes. Ces lotions se font en jetant deux litres et demi d'eau bouillante sur six décagrammes environ des substances que l'on veut employer.

208. Quand on donne la préférence aux onguens, il faut avoir la patience de rechercher les places galeuses, car on ne peut appliquer l'onguent à toute la surface de la peau. Il faut donc repasser les bêtes les unes après les autres, palper avec soin le corps de l'animal, graisser toutes les parties où les tégumens se montrent rudes au toucher. Ces applications auront lieu sur-tout après la tonte : on reconnaît mieux alors les parties malades, et les onguens s'y appliquent avec plus de facilité. Quand la laine sera longue, on préférera les lotions, mais les onctions sont plus sûres quand la laine est courte, sur-tout si on les fait suivre, à un jour d'intervalle, d'une lotion qui tue les animalcules qui ont quitté leur ancien domicile et en cherchent un nouveau. Après deux ou trois visites générales, on se con-

tentera d'observer les bêtes qui se grattent, on les reprend et on les frotte de nouveau. En continuant ainsi avec persévérance, en usant des onctions en été et des lotions en hiver, on peut espérer de se débarrasser en un an de la gale d'un troupeau : et ceux qui connaissent l'opiniâtreté de la maladie et la fréquence des rechutes dans les troupeaux traités superficiellement, jugeront bien que c'est promettre tout ce que l'on peut tenir.

209. Les onguens recommandés sont d'abord un mélange de graisse et de térébenthine. L'huile essentielle de térébenthine paraît agir en excitant une assez forte inflammation sur la peau, et en produisant une vésicule, et quelquefois la chute de la laine ; c'est pourquoi on la tempère en la mêlant à quatre cinquièmes de graisse. Dans cet état, elle remplit bien son objet, mais elle tache la laine, quoique dans un bien moindre degré que l'huile de cade. Je pense cependant que c'est un des remèdes que l'on doit préférer, et j'avoue que, moins timide que mes devanciers, c'est à la dose de moitié graisse seulement que je pense qu'on doit l'employer, en ménageant cependant la force des frictions.

210. L'huile de cade est celle que l'on tire par la distillation du bois de genevrier oxicèdre. C'est le médicament le plus usité dans le Midi, et celui qui remplit son indication avec le plus de fidélité.

Un ulcère galeux frotté d'huile de cade se cicatrise presque aussitôt. Il semble donc que cette
substance devrait être le médicament par excellence, et elle le serait si elle ne causait pas une
grande perte dans la toison, en agglutinant les
poils sans se laisser dissoudre par les eaux du lavage. Les pertes qu'elle occasionne aux fabricans
sont de plusieurs espèces : 1°. chaque quintal de
laine salie par l'huile de cade coûte 15 à 20 centimes
au lavage de plus que la laine ordinaire ; 2°. on
perd au lavage 4 à 5 pour 100 de plus que sur les
autres laines, plus ou moins, selon la quantité
d'onguent qui l'a salie ; 3°. malgré tous les soins
que l'on prend pour rendre cette laine propre, les
parties qui ont été touchées par l'huile de cade
refusent de prendre la teinture et font des taches
sur la pièce.

211. On a vanté en différens temps un grand
nombre d'autres onguens contre la gale : tel est
celui de *Reuss* (1), composé de la manière suivante : Prenez vinaigre 2 litres, sain-doux un
demi-kilogr., sel, chaux vive, tabac en poudre
de chacun 2 poignées, poivre 12 décagr., soufre
en poudre 25 décagr. : on fait bouillir le tout à
petit feu ; on ajoute, eau forte 25 décagr. ; on

(1) *Inst. vétérin.*, 1794, p. 109.

fait encore bouillir jusqu'à consistance d'onguent.
Ce remède est très-composé et doit être efficace ;
mais il est coûteux, et sera toujours moins employé que l'huile de cade.

212. Tous ces inconvéniens faisaient vivement
désirer aux propriétaires d'avoir un moyen sûr de
guérir la gale sans salir la laine, et avec peu de
frais. Il paraît que l'application aux moutons de
la méthode fumigatoire a été couronnée de succès,
et qu'une caisse fumigatoire construite en bois ou
en briques, sera dorénavant un meuble nécessaire
pour les propriétaires de bêtes à laine fine. On peut
en varier la construction : il suffit qu'il y ait deux
tuyaux, un en bas pour recevoir la vapeur sul-
fureuse, que l'on fait dégager sur des charbons ar-
dens, et que l'on pousse dans le tuyau inférieur
avec un soufflet ; le supérieur ne s'ouvre qu'après
la fumigation, pour laisser sortir la vapeur sul-
fureuse. Un trou doit être pratiqué pour laisser
sortir la tête de l'animal, dont on enveloppe le
cou de linges, pour que la vapeur n'affecte pas ses
organes respiratoires. On pourrait construire la
caisse de manière qu'on pût administrer les fumigations à une douzaine de moutons à-la-fois. Mais
quelque simple et sûr que paraisse ce traitement,
il est probable qu'il ne sera mis en usage que dans
des établissemens très-soignés, à cause des pré-

paratifs qu'il exige, et que le plus grand nombre
des bergers se tiendra attaché au topique usité
dans leur pays. Nous recommanderons spécialement par-tout l'huile de térébenthine secondée
par des lotions de plantes narcotiques. Tout
en exhortant les propriétaires à profiter de
quelque vieux tonneau ou de quelque coffre hors
d'usage pour se fabriquer eux-mêmes cet appareil
fumigatoire, qui leur épargnera bien des soins et
guérira sûrement la gale de leurs moutons, le
· mémoire de M. *Galès* pourra les guider dans le
détail de l'administration de ce moyen efficace.

Article VIII. *Traitement interne.*

213. Pour ne point laisser ce chapitre incomplet, nous parlerons ici du traitement interne que
l'on a proposé dans cette maladie : nous avons
déjà fait pressentir (191) combien il est inutile
quand la gale n'est encore qu'une maladie locale,
et combien il devient difficile et coûteux quand
elle a causé des complications qui ne disparaissent
pas toujours avec elle. Les différentes méthodes
de traitement interne que l'on avait proposées,
tenaient presque toutes à l'ignorance où l'on était
de la vraie cause de la maladie, et à la persuasion
qu'elle provenait d'un vice caché dans le sang.

13*

Cependant on a vu des cures complètes opérées par cette voie, après avoir échoué par des onctions et des lotions apparemment mal dirigées. Le troupeau espagnol arrivé à Rambouillet en 1786 ne put être guéri par les onguens appliqués par les bergers espagnols : la gale guérissait promptement à la place où il était mis, mais se montrait bientôt un peu plus loin. C'est ce qui arrive quand on se contente d'une onction de temps en temps, et qu'on n'attaque pas les nouvelles colonies dans le commencement de leur travail ; car il suffit d'une acare femelle échappée, pour qu'elle aille porter son habitation et sa postérité ailleurs; ce qui indiquerait dans ces gales opiniâtres la nécessité de faire succéder une lotion abondante, faisant fonction de bain, à une onction 206. M. *Bourgeois*, régisseur du troupeau de Rambouillet, ayant essayé de divers onguens autres que ceux de ses bergers, et sans en obtenir plus de succès, fit mettre de la fleur de soufre dans chaque baquet où buvaient les moutons, à la dose de 25 décagrammes sur 6 seaux d'eau. On avait soin de remuer l'eau des baquets avant de les faire boire, pour qu'ils avalassent la fleur de soufre en buvant. Il y a apparence que le soufre, porté vers les pores de la peau par les vaisseaux résorbans, agit sur tous les acares et les tua; car la gale disparut insensiblement et ne reparut plus depuis (1).

214. Dans une autre occasion, M. *Morel de Vindé* a employé la fleur de soufre à l'intérieur contre une phthisie consécutive à la gale, et guérit ainsi le mouton affecté; mais le soufre n'agit ici, selon toutes les apparences, que par ses qualités purgatives, et en contribuant à résoudre l'inflammation chronique des poumons par une dérivation sur le tube intestinal (2). Quant aux nombreux traitemens dépuratifs que l'on trouve chez les auteurs, ils ne sont appuyés d'aucun fait positif, paraissent être conseillés *à priori*, et doivent disparaître des livres de médecine vétérinaire (3).

215. La gale guérit quelquefois spontanément dans les sujets malades, débilités, affectés de cachexie. On l'a vue céder à de fortes saignées dans le chien (4). L'animalcule ne peut plus alors trouver de nourriture suffisante dans les vaisseaux de

---

(1) *Soc. d'Agr. de Paris*, 1789, Printemps, p. 170.

(2) *Annales d'Agric.*, t. XLV, p. 357.

(3) *Paulet*, t. II, p. 294; *Lullin*, 176 et 262; *Chabert, de la Gale*, p. 35-40; *Instr. vétér.*, 1794, p. 104, 105, 117, 118; *Rozier*, t. XII, p. 99 et suiv.

(4) *Abrégé des Transact. philos.*, Physique animale, page 360.

la peau épuisés de sang et d'humeurs. Au reste ,
cette désagréable maladie demande toute l'attention du propriétaire et tous les soins du berger ;
elle cause de grandes pertes à l'un et un grand
déshonneur à l'autre, dont elle accuse la paresse
et l'insouciance.

CHAPITRE V.

Le Piétain.

ARTICLE PREMIER. *Histoire et Description de la Maladie.*

216. Le piétain a la plus grande analogie dans
sa marche avec le crapaud des solipèdes , pourquoi
donc ne pas le nommer tout simplement crapaud,
et adopter pour le désigner un nom particulier ?
Ces objections seraient sans réplique , si le fait de
la contagion du crapaud des bêtes à laine ne me
paraissait introduire une différence essentielle
entre ces maladies, celle de leur étiologie. Cette
cause , particulière au piétain , emporte avec elle
de telles conséquences, de telles modifications ,
que , même en me servant d'une épithète et en

disant le *crapaud contagieux*, je ne crois pas faire assez, et que je pense que, jusqu'à ce que les questions qu'elle fait naître soient éclaircies, on devra se garder de confondre ces deux affections dans un même nom, qui n'emporte que trop souvent la confusion des idées. Le nom de *piétain* n'a pas cet inconvénient, et il a l'avantage d'être usité : ce sera donc celui dont nous nous servirons dans le cours de ce chapitre.

217. Il y a long-temps que le piétain est connu des vétérinaires : *Chabert* le décrivait exactement en 1791 (1), sous le nom de *crapaud*, mais sans parler de ses propriétés contagieuses ou épizootiques, qui le distinguent éminemment. Il ne le connaissait sans doute que par quelques moutons isolés, conduits aux infirmeries de l'école vétérinaire. Mais en décrivant le fourchet (2), il faut avouer que le vénérable directeur d'Alfort confondait les notions les plus étrangères et mêlait avec ce que l'on sait de positif sur l'inflammation des glandes du canal biflexe interdigité, les notions de contagion qu'il avait recueillies, qui appartenaient au crapaud. Le fourchet, quand il n'est pas une complication du piétain, est une maladie

_____

(1) *Instr. vétér*, 1791, p. 213.
(2) *Idem.*, 1793, p. 178 et suiv.

assez simple, qui se guérit d'une manière sûre
par l'extraction du canal interdigité ; mais souvent
il dépend de l'inflammation causée dans le sabot
lui-même par le piétain. Voilà sans doute ce qui
a causé l'erreur que personne n'avait indiquée
jusqu'ici. On voit même, par la gravité des suites
de la maladie que décrit *Chabert*, par les opérations qu'elle nécessite, que c'est principalement
de cette complication qu'il s'est occupé. Il s'est
donc fondé sur une légère différence dans le siége
de ces maladies, qu'il avait peu vues, pour nous
décrire le piétain sous deux noms différens, le
crapaud et le fourchet. On ne peut porter trop
d'attention sur des erreurs semblables, qui, en
raison de la réputation de leurs auteurs, se propagent de livre en livre, et ne sont attaquées que
long-temps après leur naissance.

218. En effet, l'erreur de *Chabert* ne manqua
pas d'être répétée à la faveur de son nom, mais
avec des variations correspondantes aux idées particulières des auteurs. *Tessier* (1) fit une maladie
particulière du crapaud, et le déclara facile à guérir, fondé sans doute sur ce que *Chabert* n'avait
pas parlé de ses propriétés contagieuses; car il
traita à part du piétain ou panaris contagieux,

_____

(1) *Instr. sur les bêtes à laine*, p. 223 et 230.

auquel il donna pour synonyme le fourchet de *Chabert*, fondé aussi sur ce qu'il avait dit de sa contagion. Il y a évidemment ici une confusion fâcheuse, car le piétain est bien certainement le crapaud de *Chabert*, par ses symptômes et sa marche, et différerait plutôt du fourchet ordinaire, dont il n'emprunte pas toujours le principal caractère, l'inflammation du canal biflexe.

219. On avait les deux traités sur le piétain quand M. *Pictet* annonça, en 1805, dans sa *Bibliothèque britannique* (1), qu'il venait appeler l'attention des agriculteurs sur une maladie qui n'avait été encore décrite par aucun vétérinaire, et qui était inconnue en France. Cette assertion était inexacte ; mais il faut avouer qu'il signala le premier la gravité de l'affection et l'évidence de sa contagion. On retrouve dans *Chabert* tous les symptômes qu'il décrit, pris un à un ; mais l'imagination n'y est pas frappée de cet enchaînement de circonstances graves qui se retrouvent dans le malade isolé comme dans l'ensemble de l'épizootie. Si M. *Pictet* a donc commis une erreur en affirmant qu'il était le premier en France à parler du piétain, qu'il nomme *pourriture des pieds* d'après son nom anglais, *foot-rot*, il n'en est pas moins

(1) Agriculture, t. X, p. 371.

vrai qu'il en provoqua une nouvelle étude, et que son mémoire sembla être le signal qui annonçait l'éruption de cette contagion en tous lieux.

220. A peine eut-il paru, qu'on se plaignit par-tout du piétain : les mérinos en furent attaqués de tous côtés; il se propagea avec les voyages des moutons, qui l'apportèrent d'Espagne ou l'acquirent sur la route. Bientôt aussi on reconnut qu'il était endémique en plusieurs lieux. On le nommait *pesogne* en Vivarais, où il était connu depuis long-temps; il avait également un nom en Angleterre, ce qui annonçait l'ancienneté de sa possession. Le piétain devint le fléau des propriétaires, par sa violence et sa pertinacité. Après l'avoir traité par les remèdes applicables au panaris, au crapaud ordinaire; après avoir parcouru vaguement un long cercle d'erreurs, on en revint au traitement empirique des lieux d'où il était originaire; enfin, une observation attentive mit M. *Morel de Vindé* sur la voie de prévenir son éruption. Depuis lors on a beaucoup moins parlé du piétain, parce que les moyens de curation, bien appliqués, en ont sans doute arrêté les progrès. Il paraît même que quelques auteurs ont soupçonné la fausse route où la théorie s'était engagée, et la confusion de la synonymie. M. *Gohier* la fit observer pour ce qui concernait le cra-

paud (1) ; M. *Girard* ramena également le crapaud
des ruminans au piétain (2), mais sans nous donner
aucun fait qui prouve que celui des bêtes à cornes
soit également contagieux. Enfin M. *Huzard*
sépara sagement le piétain du fourchet simple,
dans une notice trop courte sans doute (3), mais
où le praticien sage et instruit se reconnaît à
chaque ligne. Voilà l'état des connaissances ac-
tuelles sur la maladie que nous allons examiner.

ARTICLE II. *Description du Piétain.*

221. La claudication est le premier symptôme
auquel on reconnaît l'invasion du piétain ; mais
ce signe est équivoque quand cette maladie n'est
pas régnante sur un troupeau : il cesse de l'être
quand on est infecté de l'épizootie. En examinant
dans ce premier temps le pied malade, on aperçoit à travers la corne, à sa naissance, sur la face
interne d'un onglon, une place blanche qui désigne le lieu de l'abcès. Cette place est quelquefois difficile à reconnaître, mais elle devient visible pour peu que l'on amincisse la corne dans
les endroits sensibles. On découvre un léger suin-

(1) *Mém.*, t. II, p. 161.
(2) *Traité du pied*, p. 239.
(3) *Nouv. Dict. d'Hist. nat.*, t. XIX, p. 523, 2e. éd.

tement de mauvaise odeur autour du sabot, ainsi
qu'entre les doigts, et quelquefois un peu de rou-
geur. Le pied est chaud.

222. Bientôt l'abcès vient à suppuration : la
sole de corne se détruit, ainsi que celle de chair;
des fongosités naissent sur cette sole comme sur
le tissu feuilleté qui se sépare de l'os du pied;
l'ongle s'allonge, s'amollit, se boursouffle, prend
une couleur verdâtre; il coule du pied, ainsi dé-
naturé, un pus grisâtre et fétide; l'appétit diminue et les souffrances s'exaltent; les bêtes sont
tristes et mangent à genoux, sur-tout quand c'est
les pieds de devant qui sont attaqués; le sabot se
détache quelquefois, mais quand il reste attaché
au pied, son intérieur présente un aspect hideux,
toutes ses parties composantes sont dissoutes; la
carie attaque enfin l'os du pied, et toute cette
masse, parvenue au comble de la désorganisation,
exhale l'odeur la plus fétide et la plus insuppor-
table.

223. A mesure que la maladie augmente, la
claudication devient de plus en plus sensible; les
bêtes ont perdu l'appétit, et les tendons qui viennent aboutir au pied, ainsi que le canal biflexe
situé entre les onglons, participent à son inflammation; les glandes contenues dans ce canal se
tuméfient et laissent échapper un pus fétide; tout

le tissu cellulaire de la jambe s'engorge. Dans cet
état, le marasme, l'épuisement, la gangrène et la
mort de l'animal affecté ne peuvent pas tarder.
Pendant la durée du mal, les brebis perdent leur
lait par la violence de la douleur, celles qui sont
pleines avortent. Quand on croit avoir arrêté le
mal par les remèdes administrés à propos, il reparaît à un autre pied ou à un autre onglon, et les
invasions sont susceptibles de se succéder l'une à
l'autre sans relâche, si l'on ne parvient à soustraire
entièrement l'animal à cette fatale contagion.

ARTICLE III. *Causes, Contagion.*

224. Le piétain n'a été étudié que depuis quelques années sous le rapport de ses facultés contagieuses. *Chabert*, dont le fourchet n'est qu'un
symptôme de notre piétain et de son propre crapaud, avait en vain annoncé que sur les bords de
la Gironde et dans les Pyrénées, où il était enzootique, on le regardait aussi comme contagieux;
personne n'avait fait attention à ce rapprochement, et la qualité contagieuse du piétain ne
commença à être admise qu'après l'introduction
des mérinos et le mémoire de *Pictet*. Ces propriétés me semblent aujourd'hui bien établies, et

n'ont guère été contestées que par M. *Dandolo* (1).
Examinons les argumens pour et contre cette
opinion.

225. Les propriétés contagieuses du piétain
sont établies en premier lieu par l'observation que
c'est après l'introduction d'animaux achetés qu'il
se manifeste dans les bergeries. M. *Pictet* importa
le piétain du Piémont avec deux cents brebis
mérinos : les animaux boitaient à leur arrivée ;
ils furent mêlés avec cent brebis métisses, qui
furent, bientôt après, attaquées de la maladie.
Des béliers que l'on joignit au troupeau malade
la contractèrent à la montagne : à leur retour,
tout ce troupeau fut soigneusement séparé du
troupeau sain ; mais celui-ci ayant couché sur la
litière où les malades avaient séjourné, y acquit
aussitôt le piétain (2). Ces faits sont trop frappans
et déduits par un observateur trop attentif pour
qu'on n'y reconnaisse pas manifestement tous les
caractères d'une contagion ; savoir, l'époque fixe
de l'introduction d'une maladie inconnue dans un
pays, causée par une importation d'animaux déjà
malades, et l'extension de la maladie à mesure

(1) *Bibl. britann.*, Agric., t. XI, p. 162 et suiv.
(2) *Idem.*, Agric., t. X, p. 371 et suiv.

que de nouveaux sujets sont mis en communication avec ceux qui sont déjà affectés.

226. Cette histoire est celle de tous les troupeaux où le piétain a été remarqué. Toujours cette maladie débute par des animaux déjà boîteux introduits parmi ceux qui sont sains (1); et ces exemples sont répétés au point qu'il n'est pas possible de chercher la cause ordinaire de cette maladie ailleurs que dans la contagion. Ces observations multipliées ont dû inspirer le désir d'employer aussi la voie de l'expérience, et de tenter l'inoculation de la maladie. M. *Gohier* se livra à ces tentatives : 1°. il appliqua sous la sole des morceaux de corne enduits de pus, il n'obtint aucun résultat; 2°. il frotta un pied malade contre un pied sain, mais sans effet; 3°. il para la corne et y appliqua un morceau de la corne d'un bélier attaqué du piétain, et alors la maladie se manifesta; mais ce qui paraît singulier dans ce cas, c'est que le mouton guérit spontanément au bout de trois mois et demi de maladie. Était-ce bien le véritable piétain qu'il avait contracté, ou bien y a-t-il en effet des circonstances, comme l'isolement où vécut ce bélier pendant sa maladie, qui

---

(1) *Annales d'Agric.*, t. XLII, p. 201 et suiv.; *Mém. de Gohier*, t. I, p. 429, et t. II, p. 153.

favorisent la guérison spontanée? On sent combien sont imparfaites ces expériences tentées sur un très-petit nombre d'animaux.

227. La certitude de la transmission par la cohabitation, la difficulté de la contagion par l'inoculation, doivent nous faire soupçonner seulement que ce n'est pas dans le pus que réside la faculté contagieuse, et c'est un préjugé favorable à la manière de voir de M. *Morel de Vindé*, qui croit que le piétain est causé par un animalcule qui établit son nid dans le pied du mouton. Cet agronome a cru voir ce petit animal (1), mais le fait est très-douteux par lui-même. Il compare d'ailleurs son mode d'action à celui de la chique américaine (*pulex penetrans*, L.), qui, naissant dans les terrains secs, attend les nègres à leur passage pour s'attacher à leurs pieds, se glisser à la naissance de leurs ongles, et y causer une irritation permanente, qui entraîne aussi les plus grands désordres. J'ajouterai qu'il serait possible que l'animal du piétain ne fît que déposer ses œufs à la naissance de l'ongle, et qu'ainsi on ne pût jamais le rencontrer dans le pied, mais qu'il fallût le chercher dans la litière et le sol des bergeries. Cette analogie explique assez bien les phénomènes

____

(1) *Annales d'Agr.*, t. XLV, p. 364.

observés, pour ne pas la rejeter sans un examen ultérieur.

228. La contagion du piétain étant donc admise par le plus grand nombre des auteurs qui ont écrit, et par tous ceux qui l'ont vu agir et se propager, voyons par quels argumens M. *Dandolo* croit la combattre (1). Il trouve d'abord singulier que ce mal ne se communique pas aux quatre extrémités à-la-fois. Mais n'en est-il pas de même de la gale, qui ne s'étend qu'à une portion du corps de l'animal malade, et a-t-on essayé pour cela de nier sa contagion? Au reste, cette propriété même rapproche singulièrement le piétain de la maladie causée par la chique d'Amérique, qui se niche sous l'ongle, et autour de laquelle s'établissent ses petits, sans que ses progrès s'étendent au-delà du pied où s'est fait son premier établissement, les autres n'en étant attaqués que par une nouvelle invasion. Mais on voit très-souvent le piétain passer d'un pied à un autre, et alors le pied d'abord affecté se guérit. Il semble donc que la violence du mal qui attaque une extrémité se concentre toute sur cette extrémité, en raisonnant dans l'hypothèse d'un virus; ou que la fièvre générale que ce mal communique à tout le système

(1) *Bibl. britann.*, Agric., t. XI, p. 164.

14

de l'animal malade soit un avertissement pour de nouveaux animalcules de s'en tenir éloignés, en admettant l'hypothèse animée.

229. M. *Dandolo* (1) ayant mêlé quatre brebis saines à un troupeau malade, deux seulement de ces brebis prirent la maladie. Mais qui ne voit que les deux brebis attaquées prouvent plus en faveur de la contagion que les deux qui ont été préservées? Il faudrait d'ailleurs savoir si le mélange a duré long-temps, et enfin on sait qu'il y a toujours un certain nombre d'animaux qui sont moins susceptibles que d'autres d'éprouver les atteintes des contagions. Les objections de M. *Dandolo* me paraissent donc sans valeur contre la foule d'expériences que nous possédons, et contre ce que l'on voit manifestement dans tous les cas où le piétain se déclare dans un troupeau.

230. La contagion du piétain ne s'étend pas seulement aux moutons : dès qu'une ferme en est infectée, les chiens, la volaille (2), les cochons (3) sont sujets à la contracter, et participent à tous les désordres qu'elle cause chez les bêtes à laine.

(1) *Bibl. britann.*, Agric., t. XI, p. 164.

(2) *Annales d'Agr.*, t. XLII, p. 206.

(3) *Soc. d'Agr. de Lyon*, 1811, p. 97; et *Annales d'Agr.*, t. XLVIII, p. 283,

Il paraît certain par là que le piétain ou crapaud des bêtes à laine diffère de celui des chevaux et des bœufs, que rien ne prouve jusqu'à présent être contagieux; et quoique les effets de la maladie soient très-ressemblans, il paraît probable que les causes diffèrent; que, dans les grands animaux, l'irritation locale chronique qui pervertit les humeurs et décompose les solides est produite par une cause générale, tandis que dans les bêtes à laine tout lui donne une ressemblance frappante avec la chique qui attaque les nègres des climats intertropicaux, et que l'irritation est tellement locale, qu'il suffit d'attaquer le mal localement pour le détruire.

231. Mais le piétain ne survient-il jamais sans contagion, et ne peut-on fixer les circonstances dans lesquelles il se produit sporadiquement? Cette question n'est pas résolue. J'entrepris, il y a quelques années, des recherches en Vivarais, aux environs de Chailard et de la Gua, où le piétain est endémique, pour déterminer son origine : je vis des vallées fraîches, couvertes, des écuries humides, etc., mais rien ne me prouva que ce ne fût pas la négligence des habitans pour séparer les animaux malades ou mal guéris, et pour enlever les litières contagiées, qui fût la cause de la perpétuité de la contagion. Il doit

en être de même en Espagne, dans la Gironde, dans les Pyrénées. Mais il ne serait pas absurde de penser, si l'on trouvait jamais l'animalcule cause primitive du piétain, qu'il habitât aussi le sol, comme la chique d'Amérique, et y attendît l'occasion de déposer ses œufs sous la corne des moutons. Comme ce sont des moutons étrangers qui ont apporté le piétain dans les pays où il était inconnu, on a été fort tenté de l'attribuer à la longue marche qu'ils venaient de faire, et de le regarder comme un simple panaris du pied, ou une fourbure. Si les moutons sont arrivés en été, on a joint à cette cause les grandes chaleurs; s'ils sont arrivés en hiver, on a dit que l'humidité avait favorisé la naissance de la maladie. Mais le piétain est également enzotique dans les vallées fraîches des Pyrénées et du Vivarais, et sur les sables arides du Médoc; transporté de la montagne dans les plaines ou du nord ou du midi, il ne se propage pas avec moins d'activité : ce qui éloigne toutes les conjectures que l'on pourrait former sur les causes générales prédisposantes dépendant de la localité. Dans cette obscurité, qu'il nous suffise d'avoir mis hors de doute la nature contagieuse de la maladie, d'avoir présenté une hypothèse qui en représense les phénomènes assez bien pour servir de type aux raisonnemens qu'on peut faire sur cette matière, et passons aux moyens de curation qui nous sont offerts.

Article IV. *Traitement du Piétain.*

232. En raisonnant d'après l'hypothèse animée, que nous avons trouvé bien représenter les diverses circonstances de la maladie, M. *Morel de Vindé* fut conduit à trouver qu'en attaquant le premier domicile de l'animalcule contagieux avant son développement ultérieur, et avant qu'il eût porté le désordre dans le pied de l'animal, on viendrait à bout de prévenir la maladie, et d'éviter un traitement long et pénible (1). Il nettoyait le pied de l'animal dès qu'il apercevait la moindre claudication, cherchait à apercevoir le petit abcès blanc sous la corne, amincissait même la corne avec un canif, s'il ne pouvait pas le voir sans cette précaution. Il passait ensuite sur cette place blanche les barbes d'une plume imbibée d'acide nitrique; l'eau forte pénétrait à travers la corne jusqu'au centre du petit abcès, et détruisait le principe contagieux : sans autre précaution, la bête se trouvait guérie. L'auteur n'a publié ce moyen vraiment efficace qu'après une expérience d'une année entière. Il

_____

(1) *Annales d'Agric.*, t. XLVIII, p. 292.

est d'autant plus avantageux, qu'il prévient le développement de la maladie, en borne réellement la contagion, et permet d'en arrêter les progrès; ce que ne peuvent pas les traitemens curatifs consécutifs, qui ont tous l'inconvénient de ne produire leurs effets qu'après une effrayante diffusion du virus ou de l'animalcule. C'est donc à cette méthode qu'on doit s'attacher principalement pour toutes les bêtes nouvellement infectées. On les séparera de suite du reste du troupeau, dont on écartera avec soin toutes les vieilles litières, et dont on creusera même le sol de la bergerie, dès qu'on s'apercevra des premières invasions. Quant à celles sur lesquelles le remède aurait échoué, ou bien dont la maladie serait déjà avancée avant qu'on ait pu en prévenir les progrès, les moyens de curation deviennent plus difficiles et exigent des soins particuliers.

233. Je suppose qu'on les aura séparées soigneusement de tous les animaux de la ferme, même de ceux sur lesquels s'est manifestée une simple claudication, on mettra l'abcès à découvert avec le bistouri, en coupant les portions de corne et de tégumens qui en cachent l'intérieur; après quoi on doit adopter une méthode vigoureuse et bannir toute pratique timide qui tendrait à abattre l'inflammation et à considérer le mal comme un

simple panaris ; mais on appliquera sur la plaie
une pâte composée de vert-de-gris (acétate de
cuivre) et de vinaigre : on la bande autour du
pied; on n'ôte le bandage qu'au bout de deux ou
trois jours. Alors il tombe une escarre ; les chairs
se régénèrent et le mal est guéri. Le sol de la bergerie destinée à ces animaux doit être nettoyé tous
les jours, et les déblais doivent être enterrés de
suite dans une fosse à ce destinée; car l'on a reconnu que la litière des animaux malades, ou la
terre du fond de leur bergerie étaient un des
moyens les plus actifs de contagion.

234. Ce moyen curatif est bien efficace ; mais
si, après la levée de l'emplâtre, on apercevait des
parties qui ne fussent pas encore bien saines, on
les lotionnerait avec l'acide sulfurique ou muria-
tique, ou l'eau de Rabel, ou enfin on y applique-
rait le cautère actuel. J'ai tout lieu de croire que
des fumigations locales de soufre suffisamment
répétées procureraient également une guérison
certaine. Quand l'animal est bien rétabli, on le
fait passer dans une nouvelle division de bêtes
convalescentes, où il doit rester vingt jours en
quarantaine : ce n'est qu'alors qu'on peut le réin-
tégrer dans le troupeau sain. Ces subdivisions
exécutées à la rigueur , et le traitement curatif
employé dans les premiers temps, peuvent seuls

borner cette cruelle maladie, qui mérite si bien
le nom de *harassante*, que lui donnent les Anglais, soit qu'on la considère dans ses effets sur le
troupeau ou sur les bergers. Pendant toute la
durée du mal, les bergeries, même celles des
animaux sains, doivent être tenues très-nettes,
balayées à fond et renouvelées souvent de litière.

CHAPITRE VI.

Dartres, Teigne, Noir-Museau.

235. Cette maladie n'est pas contagieuse au
degré de la gale ; en outre, elle se borne à attaquer
les parties de l'animal dénuées de poil ; et ne causant aucune perte de laine au propriétaire, elle
en est bien moins redoutable. Elle se présente
sous plusieurs formes : tantôt on voit une simple
plaque farineuse autour des yeux ou au bout du
museau, tantôt c'est une ulcération plus ou moins
profonde, mais dans tous les cas nettement pro-
noncée à son pourtour. Nous ne connaissons pas
ici les effets terribles décrits par *Hastfer*, sous le

nom de *Feu Saint-Antoine*, que *Paulet* (1) a cru pouvoir rapporter à la classe des maladies psoriques, mais qui ne sont, chez nous au moins, que des symptômes du charbon, que nous avons décrit plus haut (76).

236. Cette maladie est très-fréquente chez nous, sur-tout sur les agneaux. On ne se donne même pas la peine de séparer les animaux qui en sont atteints. On couvre la place malade d'huile de cade, et le mal disparaît entièrement par l'effet d'une seule application. Au reste, toutes les dartres des animaux méritent d'être décrites avec soin d'après nature, et même représentées par le dessin, pour qu'on puisse se faire une idée nette de leurs différences.

CHAPITRE VII.

Phtyriasis, Maladie pédiculaire.

237. Ce n'est que sur les agneaux et les bêtes faibles que les insectes parasites se multiplient au

_____

(1) Tome II, p. 475.

point d'occasionner des inconvéniens. Les bêtes
bien portantes n'en sont pas ordinairement très-
garnies ni très-affectées. Celles qui vont aux pâturages en ont même toujours moins que celles
qui restent dans des écuries humides. Les insectes
qui vivent ainsi aux dépens des bêtes à laine sont
le *Mélophage des moutons* (Melophagus ovinus.
Latreille), du genre des hippobosques de *Linnée*,
et de couleur rouge, dont la multiplication peut
être très-grande, et la tique ou ricin des chiens
(*acarus ricinus*), qui engage son suçoir dans la
chair de l'animal, dont on ne peut plus le détacher
qu'en arrachant la peau à laquelle il adhère. Cette
espèce multiplie prodigieusement, sur-tout parmi
les bêtes qui fréquentent les bois.

238. Les animaux attaqués du phtyriasis mai-
grissent, ne peuvent reposer, à cause des déman-
geaisons qu'ils éprouvent ; ils s'arrachent la laine
ou la salissent. La maladie serait donc très-incommode si l'on ne s'en débarrassait complétement
au moyen de la tonte. Dès que la laine est enlevée,
tous ces parasites disparaissent, et les poules n'y
contribuent pas peu en sautant sur les moutons
et achevant de détruire ce qui a resté sur la peau.
Alors les agneaux de l'année, qui en étaient tour-
mentés et qui étaient restés maigres et chétifs,
commencent pour l'ordinaire à profiter.

239. Quand le temps de la tonte n'est pas venu, et qu'on veut cependant en délivrer les moutons, on peut employer l'huile essentielle de térébenthine combinée à trois quarts de graisse, dont on frotte la surface de la peau de l'animal ; ou bien, on se servira du moyen indiqué par *Jefferson*, dans un pays où ces animaux paraissent être très-fréquens : il consiste à diriger la fumée de tabac dans la laine de l'animal ; on assure ce moyen très-efficace. Je présume qu'une seule fumigation, décrite plus haut 210, faite avec la vapeur de soufre, réussirait parfaitement bien, et l'on devrait l'employer de préférence à tout si l'on possédait un appareil pour administrer ces fumigations.

CHAPITRE VIII.

La Rage canine.

240. On a cru jusqu'ici que la rage canine pouvait être communiquée aux herbivores ; que ceux-ci ne la communiquaient aux carnivores que quand ils se nourrissaient de la chair des herbi-

vores contagiés (1). Un seul fait très-récent pourrait jeter quelque doute sur ce principe s'il était
mieux attesté, ou s'il venait à se renouveler.
Nous lisons dans un journal récent « qu'on écrit
de Rome qu'un berger de Velletri a été mordu
par une de ses chèvres qui paraissait atteinte d'un
accès de rage ; cette chèvre avait été elle-même
mordue, les uns disent par *une vipère*, les autres
par un chien enragé. Quant au berger, il est
mort à l'hôpital dans des convulsions affreuses,
et avec quelques-uns des symptômes de la rage,
excepté toutefois l'horreur des liquides ; il a bu
jusqu'à la fin ceux qu'on lui présentait (2). »
Quoique cette assertion, ainsi dénuée d'autorités,
soit d'assez peu de valeur, elle doit suffire cependant pour diriger quelques nouvelles expériences
propres à la confirmer ou l'infirmer.

241. Les moutons mordus par des chiens en-
ragés manifestent cette maladie du trentième au
quarantième jour : alors ils cessent de boire et de
manger, reculent en voyant l'eau ou des corps
polis, ont une salive écumeuse à la bouche, deviennent inquiets, frappent du pied et de la tête,
sautent sur les autres animaux comme s'ils étaient

---

(1) *Gohier, Mémoires*. t. II, p. 177.
(2) *Le Constitutionnel*, du 10 juin 1819.

en chaleur, harassent ainsi toute la bergerie par leurs mouvemens désordonnés, s'épuisent eux-mêmes, et finissent par tomber et mourir après avoir eu quelques mouvemens convulsifs. L'ouverture manifeste une légère inflammation au larynx, au pharynx et à l'estomac. Ils ne mordent pas les autres moutons, et rien n'a prouvé encore que leur bave eût quelque qualité vénéneuse; mais leur chair crue transmet la contagion: ainsi on ne saurait enterrer leurs cadavres avec trop de soin.

242. Tous les moyens à employer sont préservatifs. Dès qu'un mouton a été mordu, il faut raser la laine autour des morsures, et quand elles sont bien à découvert, les brûler avec un fer chauffé à blanc, que l'on passe à plusieurs reprises sur la plaie. Cette opération, faite à temps, détruit le venin et prévient les désordres qui, sans cela, sont la suite de cette morsure.

CHAPITRE IX.

Le Muguet des Agneaux.

243. Il arrive quelquefois, sur-tout dans le cas où la brebis est échauffée, a peu de lait, ou quand

l'agneau est privé de sa mère de bonne heure, est
sevré avant le temps, que l'intérieur de la bouche
de ce jeune animal, sa langue, ses lèvres, son
gosier même, sont couverts de petits boutons miliaires serrés; ou seulement que les papilles de la
langue sont enflammées, hérissées, dures. Ces
désordres, qui ne sont que symptomatiques de
l'état du tube intestinal, ont souvent une terminaison fatale. Cependant, si l'agneau a sa mère,
et que l'indisposition de celle-ci n'ait été que pas-
sagère, on voit son nourrisson se rétablir subitement avec elle; s'il n'en a point, on le guérit souvent en lui donnant une autre nourrice. Les remèdes locaux dans la bouche, comme les gargarismes adoucissans et légèrement astringens (le
sirop de mûres, le miel-rosat étendu d'eau, l'eau
vinaigrée), calment les souffrances de l'agneau
sans le guérir. C'est par un lait approprié, et
même coupé d'eau, si l'on n'a pas de nourrice à
donner, que l'on doit combattre cette affection.

Cette maladie passe pour contagieuse entre les
agneaux chez quelques auteurs; le fait est très-
douteux : j'ai vu moi-même des agneaux affectés
du muguet au milieu d'autres agneaux sans qu'il
en résultât aucun accident. Les mères ne sont pas
susceptibles de le gagner; cependant il serait possible qu'une bouche irritée, enflammée, com-

muniquât aussi un peu d'irritation au mamelon ;
mais je ne l'ai pas observé. Ainsi le muguet doit
être rayé du nombre des maladies vraiment contagieuses, et je n'ai dû en traiter qu'en passant
et pour ne négliger aucun point de la tâche que
je me suis imposée.

~~~~~~

CHAPITRE X.

De la Morve des Bêtes à laine.

244. *Vitet* a parlé le premier, je crois (1), d'une
maladie contagieuse des moutons, qu'il appelle
morve, et il la décrit de la sorte : un écoulement
muqueux qui devient purulent dans la suite, et
alors l'animal maigrit et s'affaiblit ; ces symptômes
vont toujours croissant jusqu'à sa mort prochaine.
Le mucus s'accumule quelquefois dans les naseaux au point d'étouffer l'animal. Cette maladie
est mortelle, très-contagieuse ; elle infecte en
peu de temps les troupeaux les plus nombreux :
elle ne diffère de celle du cheval qu'en ce que les
glandes maxillaires ne sont pas engorgées. L'ou-

(1) *Médecine vétérinaire*, t. II, p. 280.

verture montre toutes les cavités tapissées de pus,
et des ulcères dans les naseaux. » Telle est la description de la morve des bêtes à laine, selon *Vitet*.

245. Quelques auteurs l'ont transcrite sans la
critiquer, tel est entre autres *Laubender* (1), dans
son *Manuel allemand*; mais il ajoute à la fin une
phrase qui prouve qu'il avait le sentiment intime
que ce qu'il écrivait n'était qu'une erreur. «*Backewel*, dit-il, croit que cette maladie est due aux
herbes qui poussent après les inondations. » Or
Backewel parlait de la cachexie des moutons, et
il est facile en effet de reconnaître dans la description de *Vitet* une cachexie dont les symptômes
sont tronqués, puisqu'on n'y fait pas mention de
la bouteille qui survient sous la mâchoire inférieure, ni des douves que l'on reconnaît toujours
à l'ouverture. Mais cette erreur de *Laubender* est
d'autant plus inconcevable, qu'il parle ailleurs en
très-grand détail de la cachexie, et qu'il y cite
également *Backewel*.

246. Habitant un pays de moutons où cette
maladie ne pouvait manquer de se présenter souvent si elle était réelle, j'ai cherché la morve avec
soin; j'ai examiné les divers écoulemens que pré-
sentaient ces animaux; j'ai interrogé les bergers

(1) *Handbuch der Thierheilkunde*, t. IV, p. 133.

intelligens, et j'ai trouvé que les écoulemens chroniques des moutons étaient dus, 1°. au catharre nasal, qui devient quelquefois chronique, et se prolonge pendant les intempéries de l'hiver jusqu'au retour de la belle saison, et alors il se dissipe presque toujours entièrement : ce n'est donc pas de celui-ci que *Vitet* a voulu parler, quoiqu'il soit assez multiplié dans certaines circonstances pour pouvoir donner quelque soupçon de contagion, soupçon que je crois mal fondé ; 2°. au catarrhe pulmonaire chronique, ou phthisie, maladie assez commune dans quelques cantons, où l'on voit en effet les bêtes maigrir, et un écoulement purulent se manifester aux naseaux : cet écoulement acquiert une grande fétidité, et est quelquefois assez corrosif pour excorier les naseaux et y causer des ulcères ; mais la toux presque continue caractérise cette affection, et de plus la maladie ne s'étend pas sur un troupeau de manière à faire croire à sa contagion : ce n'était probablement pas de cette maladie non plus que voulait parler *Vitet*; 3°. enfin, la cachexie aqueuse, ou hydropisie générale, qui présente bien en effet les caractères décrits, mais qui n'est pas contagieuse.

247. Comment concevoir que ce soit de cette dernière que *Vitet* ait voulu parler, et qu'il ait

15

oublié des caractères aussi importans que ceux de
l'œdématie de l'auge et les douves du foie? Je présume que cet auteur n'a vu que les animaux au
dernier degré de la maladie, et qu'il a suppléé à
tout le reste par les descriptions imparfaites des
bergers et des propriétaires. Or, au dernier degré,
la bouteille de la mâchoire se résout, et on n'observe plus en effet que l'écoulement nasal et les
symptômes généraux de débilité. Quant à la contagion, c'est la cause banale, quand on voit une
grande masse d'animaux malades à-la-fois : il
n'y a point d'enzootie où elle ne soit pour quelque
chose. Ainsi il n'aura pas été étonnant que *Vitet*,
recueillant des observations de quelques propriétaires alarmés, ait créé une nouvelle maladie d'un
période avancé de la cachexie, et y ait adapté
quelques idées populaires et ses propres réminis-
cences de la morve du cheval. D'après ce que je
viens de dire, et jusqu'à ce que des observations
positives nous prouvent l'existence d'une *morve
des bêtes à laine*, indépendante des maladies que
j'ai reconnu être la cause ordinaire des écoulemens
chroniques, je pense que je puis la rejeter de
notre pathologie vétérinaire, et renvoyer, pour la
guérison de la maladie de *Vitet*, aux auteurs qui
ont traité de la cachexie des bêtes à laine, dont la
description n'entre pas dans mon plan.

248. Plus j'ai approfondi les matières dont la Société d'agriculture a fait le sujet de son programme, et plus j'ai senti combien il restait encore de lacunes à remplir dans la connaissance des bêtes à laine, comme dans la théorie générale des maladies des mammifères et dans celle des contagions. J'ai cherché à rassembler en un seul faisceau les connaissances acquises, je les ai soumises au creuset de ma faible critique : puissent mes efforts être utiles mes concitoyens et agréer à mes juges !

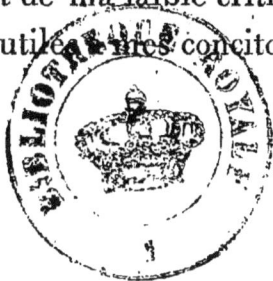

FIN.

TABLE.

(231)

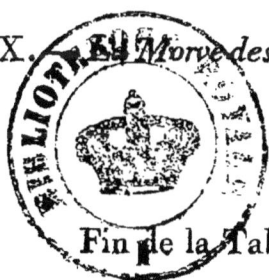

Fin de la Table.

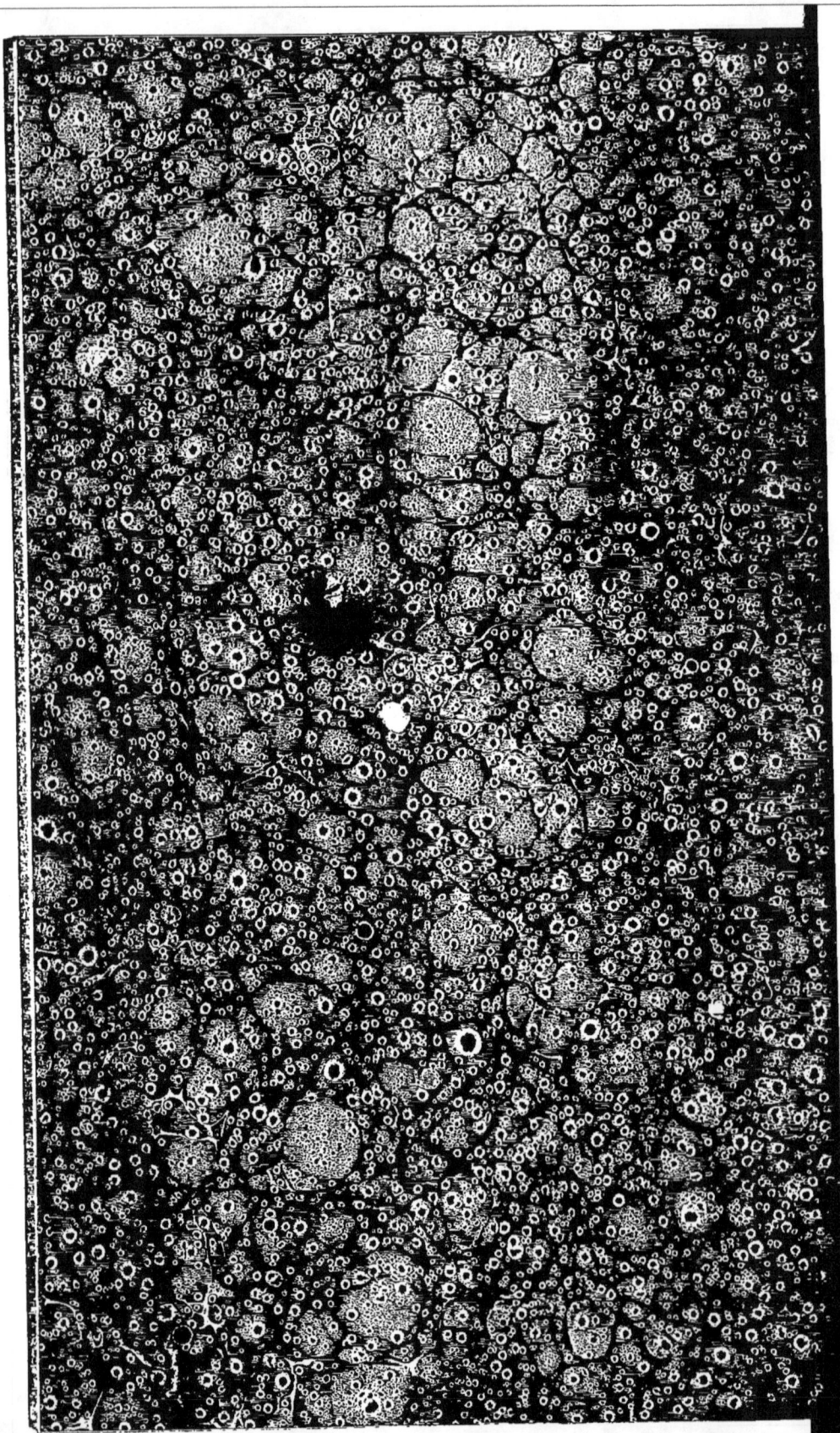

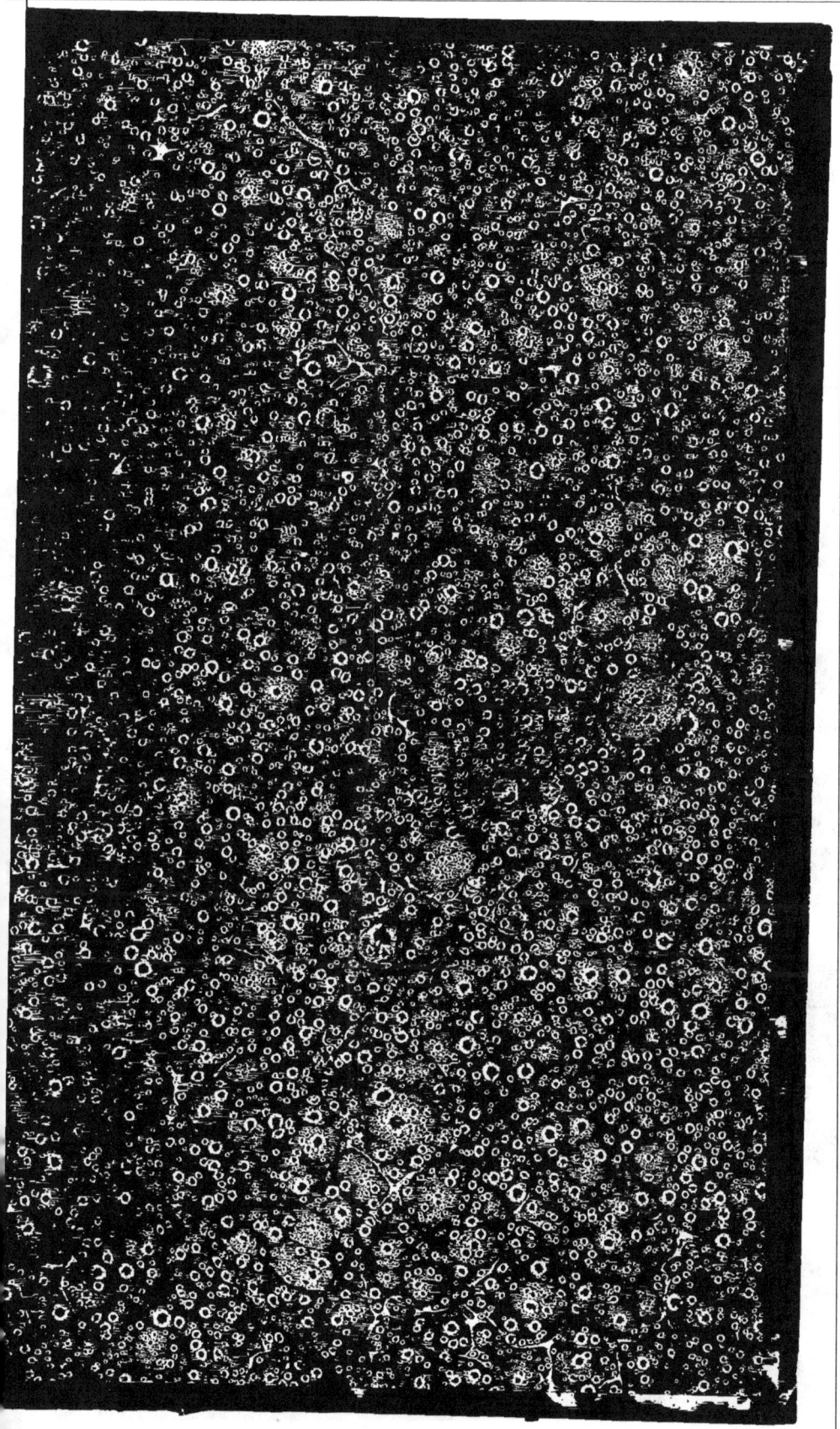

www.ingramcontent.com/pod-product-compliance
Lightning Source LLC
Chambersburg PA
CBHW060345200326
41519CB00011BA/2042